I0791138

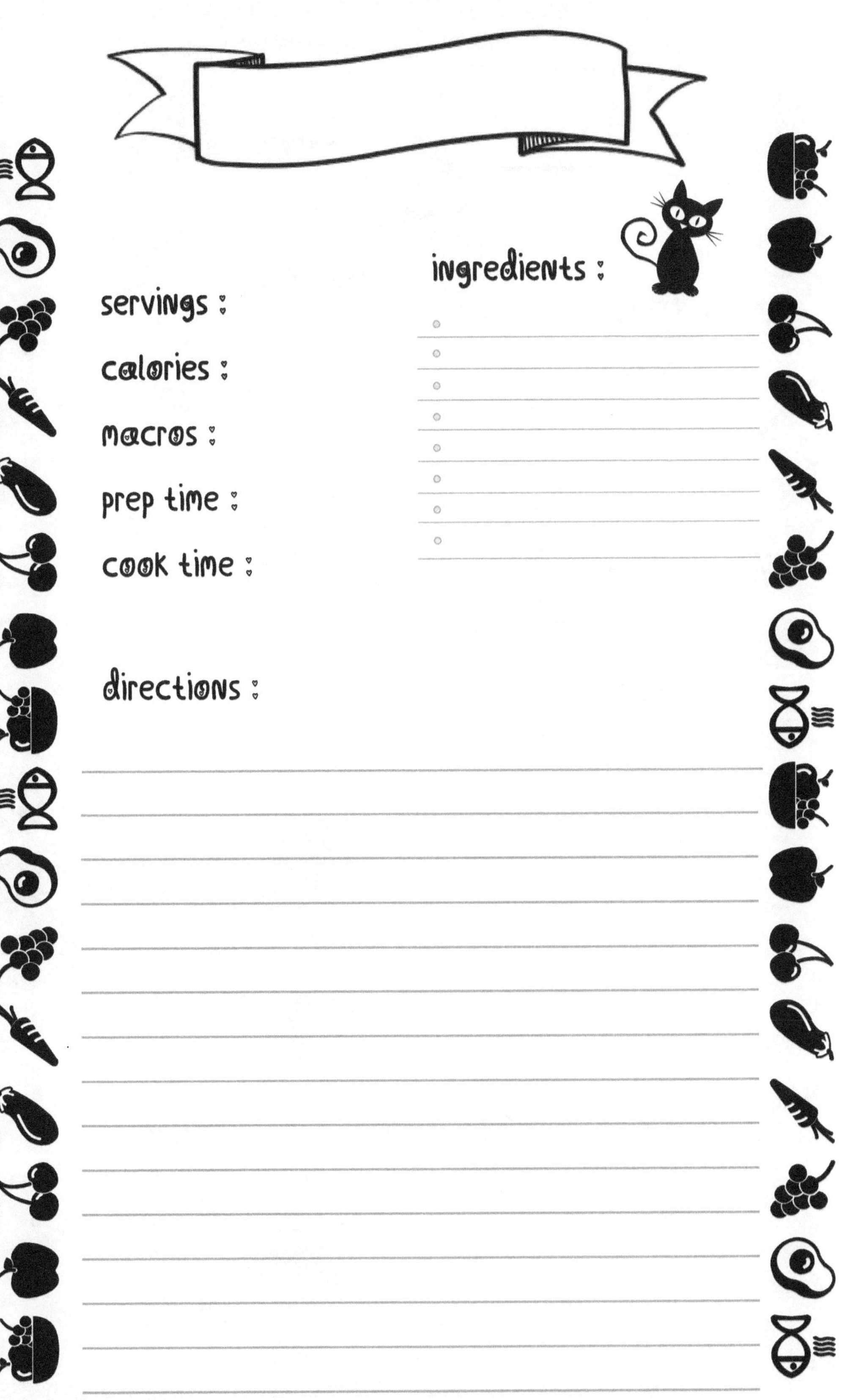

servings :
calories :
macros :
prep time :
cook time :

directions :

ingredients :

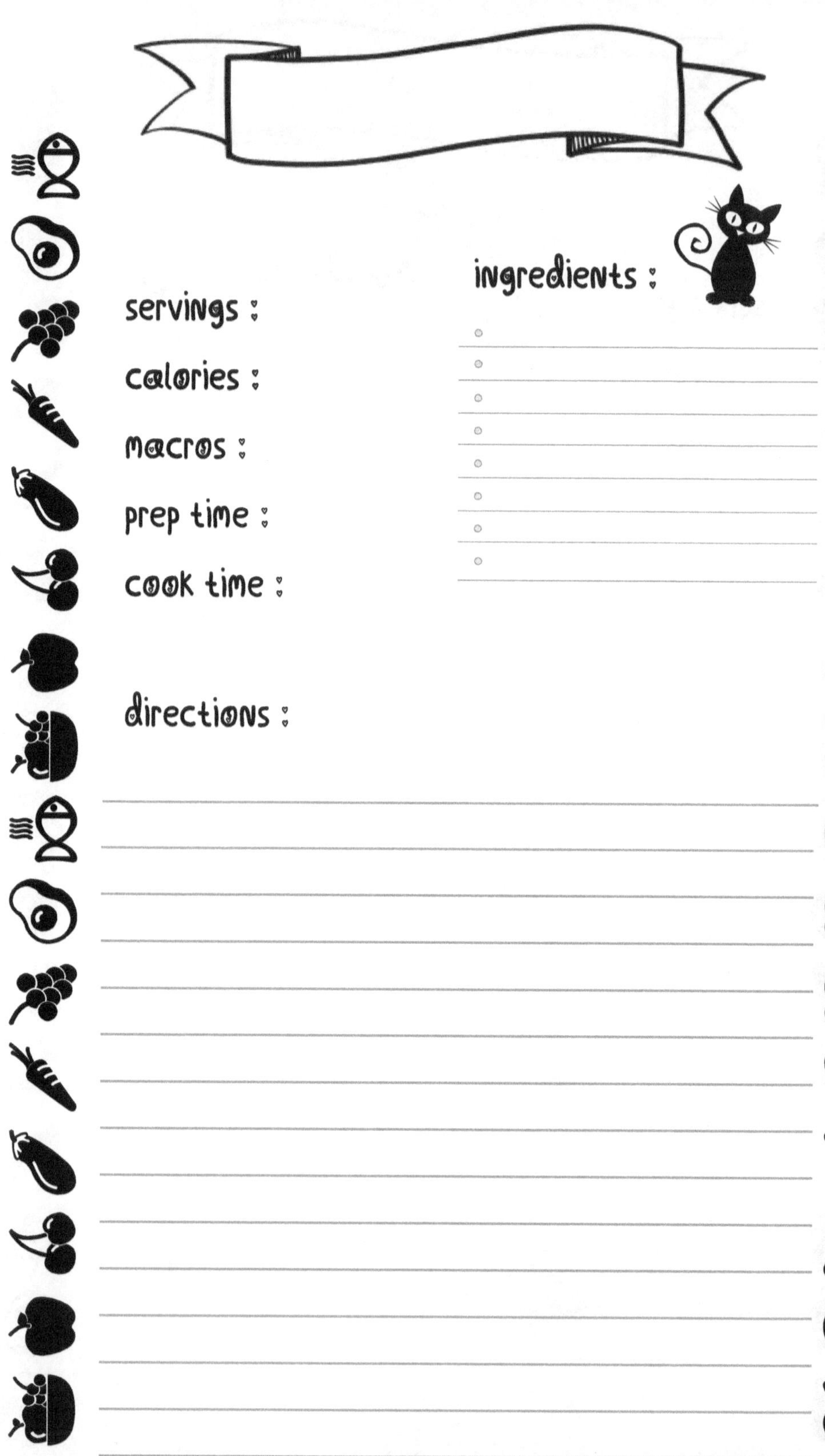

servings :
calories :
macros :
prep time :
cook time :

directions :

ingredients :

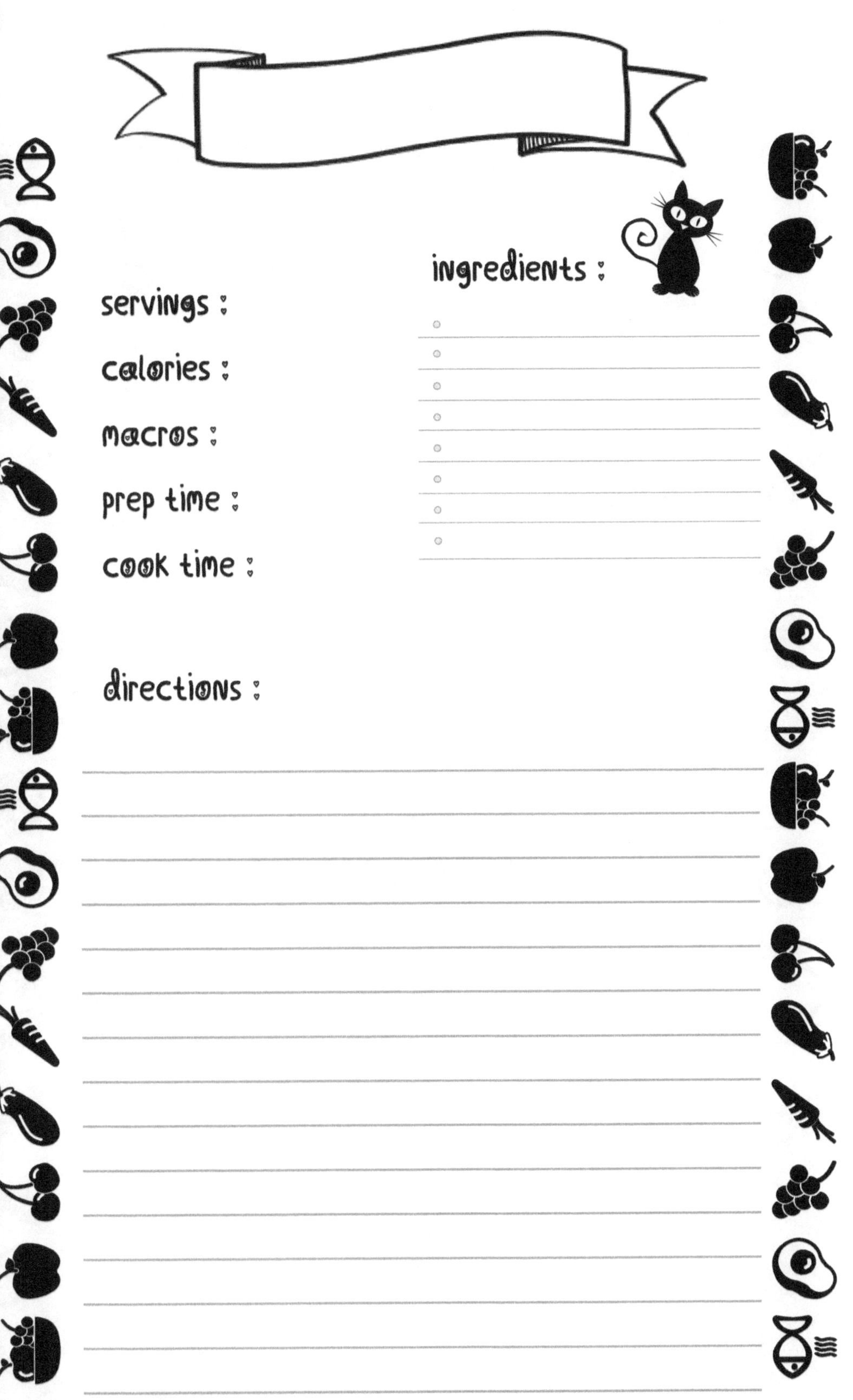

servings :

calories :

macros :

prep time :

cook time :

directions :

ingredients :

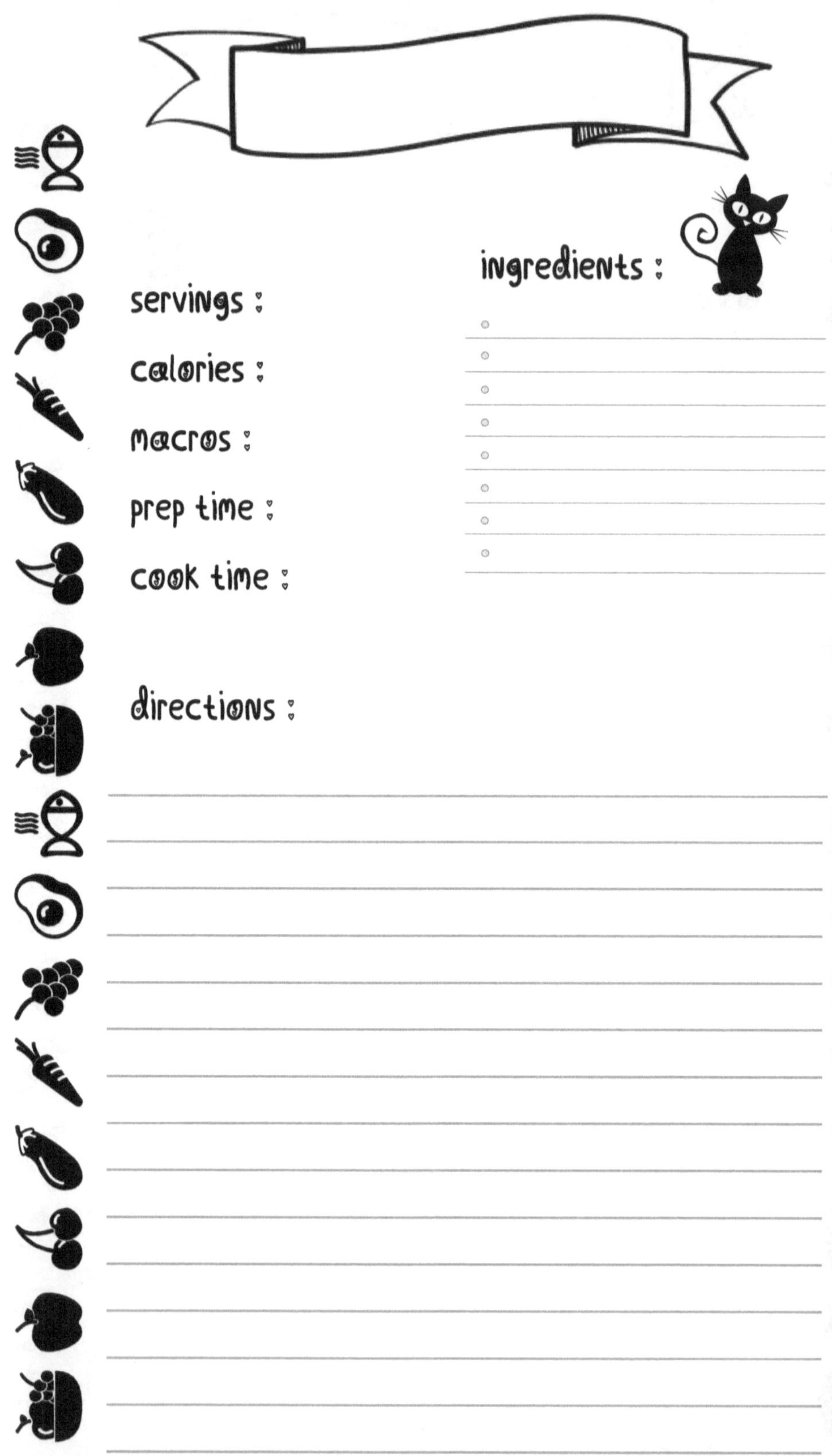

ingredients :

servings :
calories :
macros :
prep time :
cook time :

directions :

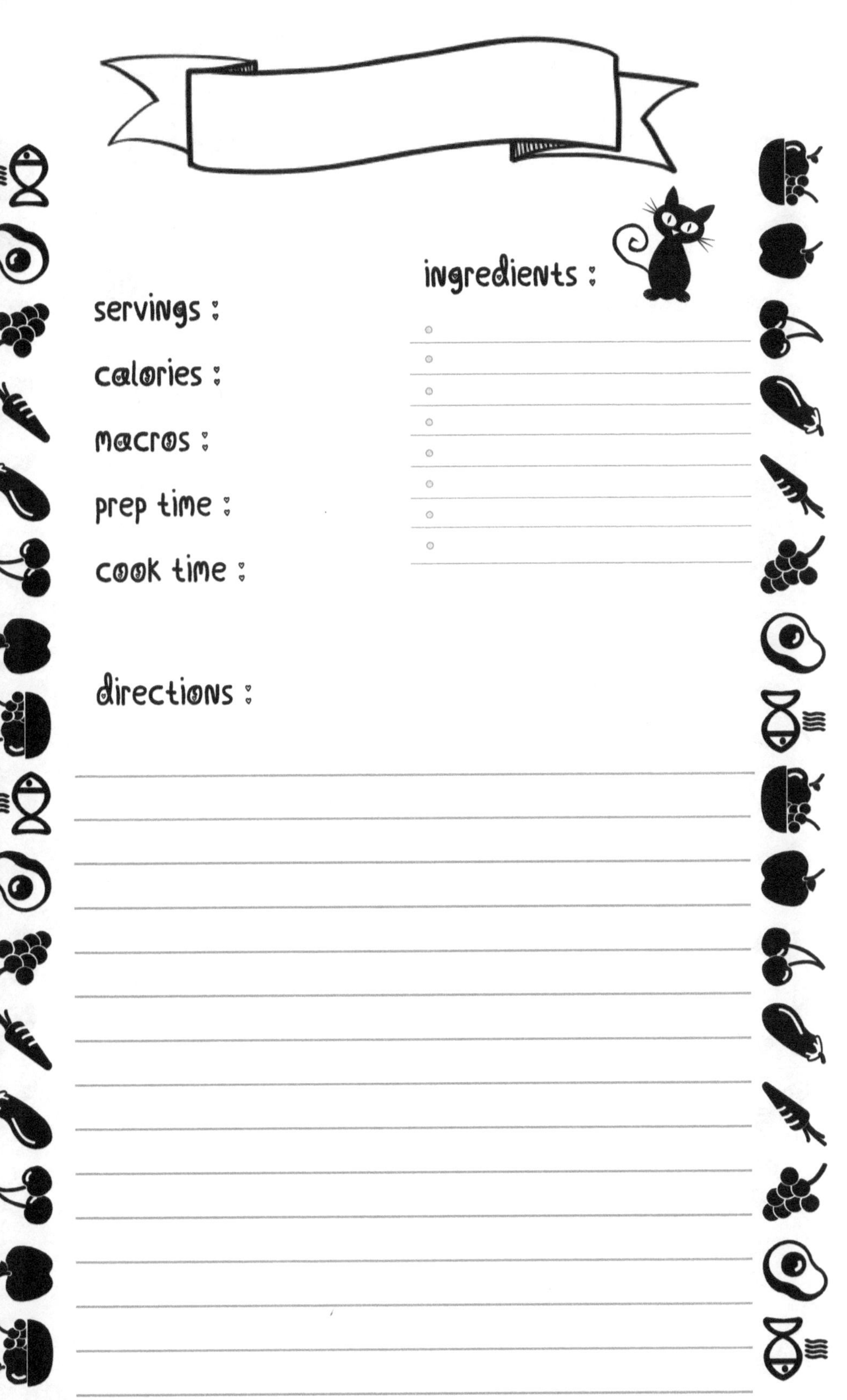

ingredients :
servings :
calories :
macros :
prep time :
cook time :
directions :

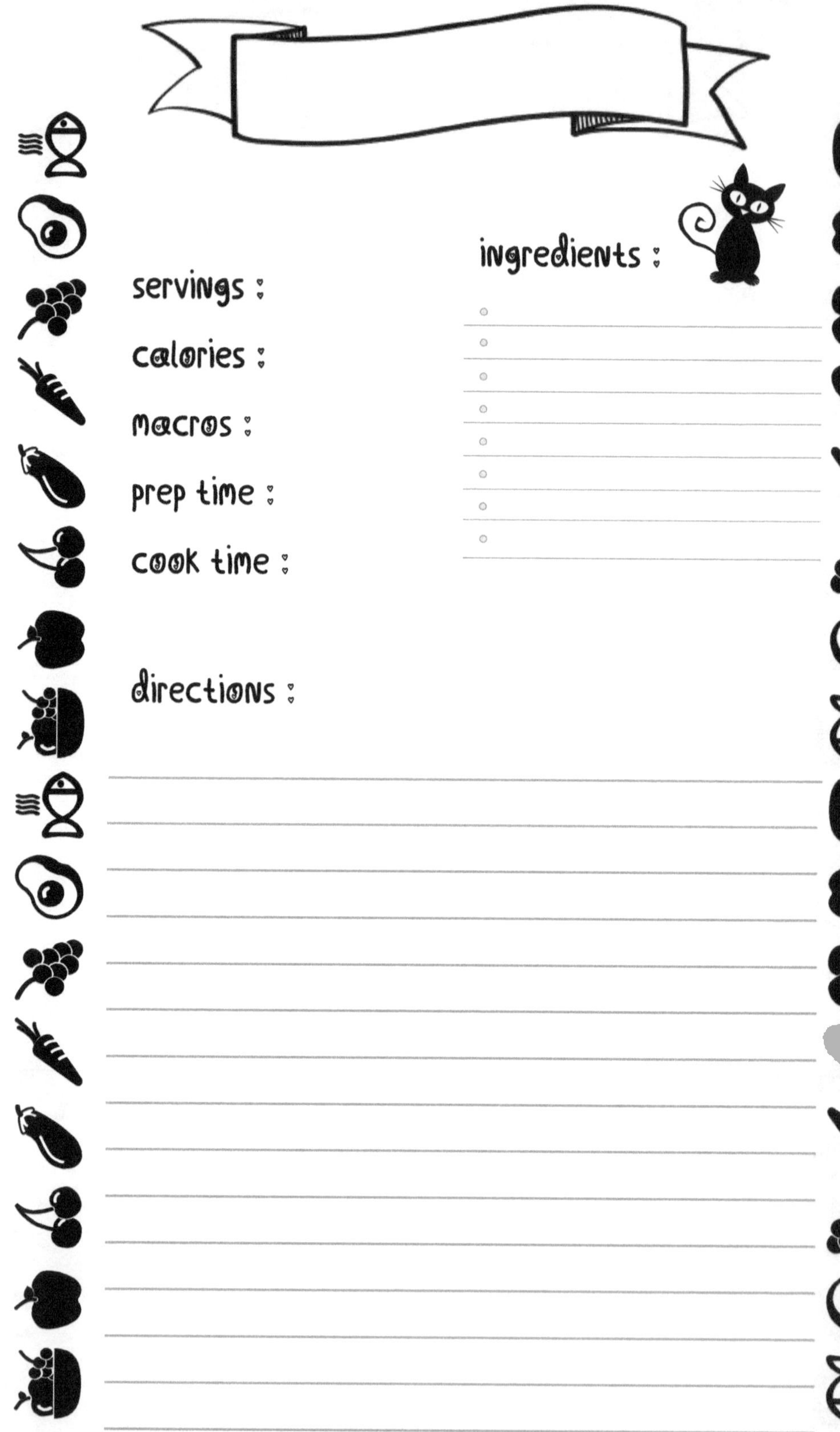

ingredients :
servings :
calories :
macros :
prep time :
cook time :
directions :

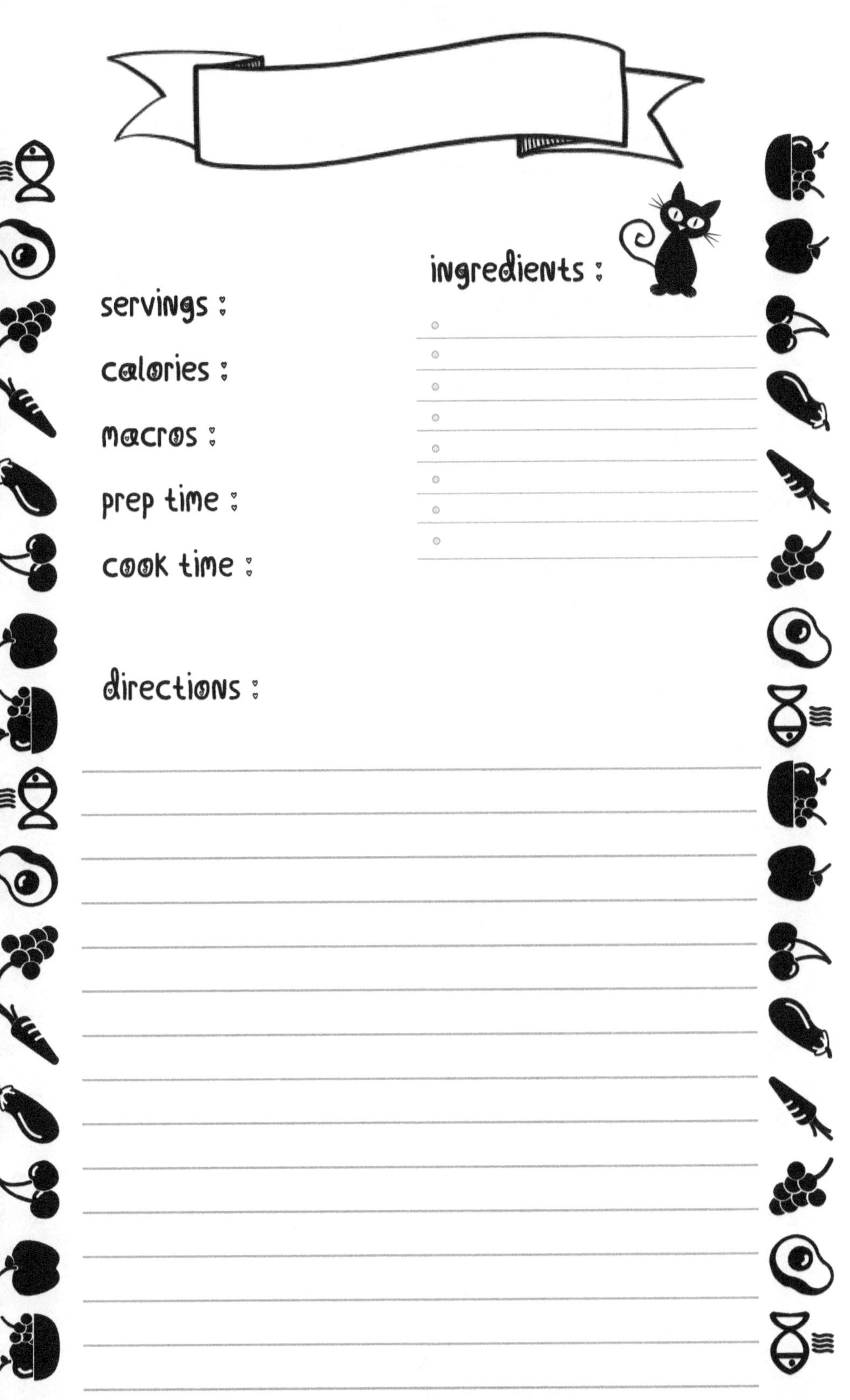

servings :

calories :

macros :

prep time :

cook time :

ingredients :

directions :

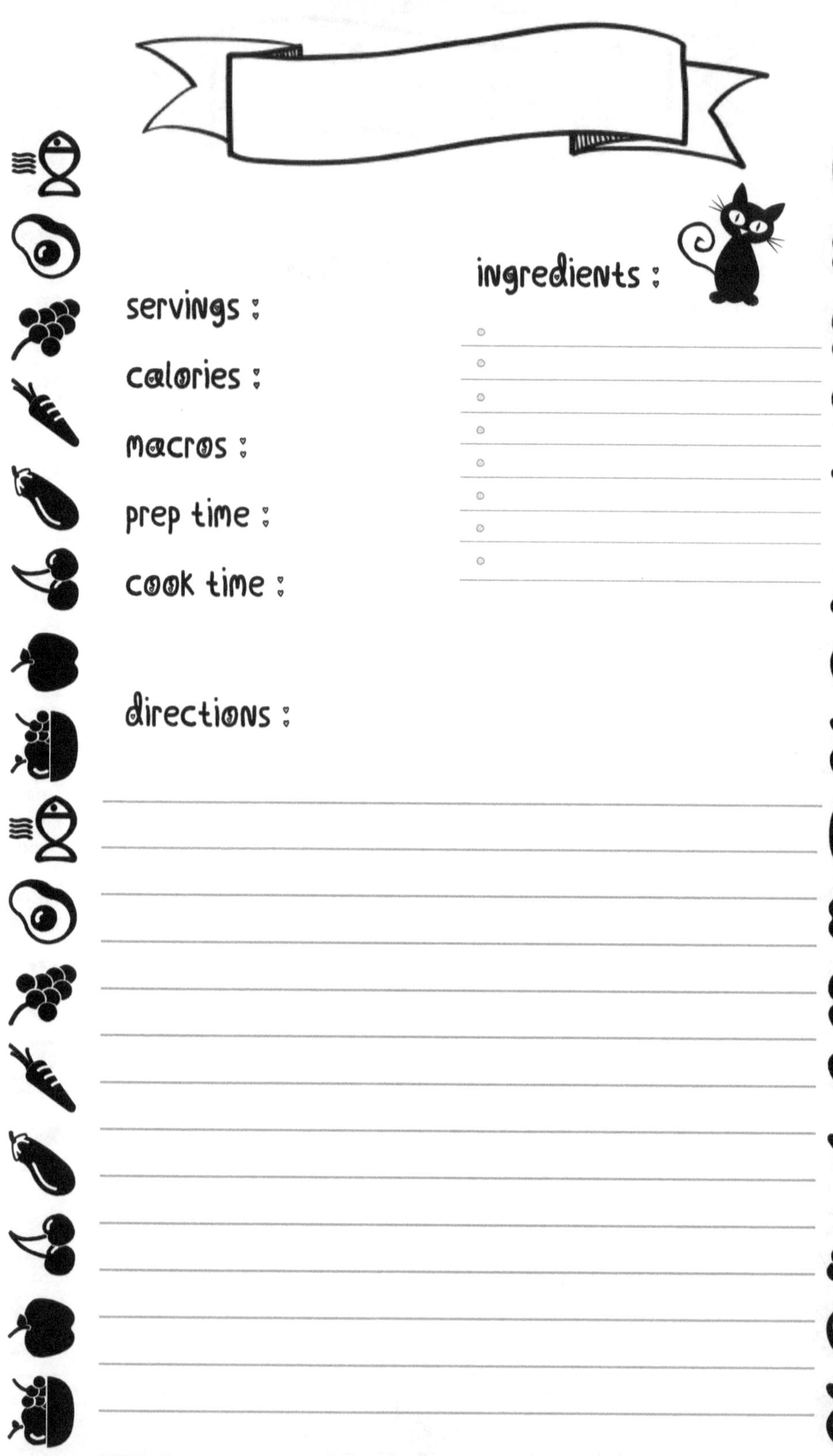

servings :
calories :
macros :
prep time :
cook time :

ingredients :

directions :

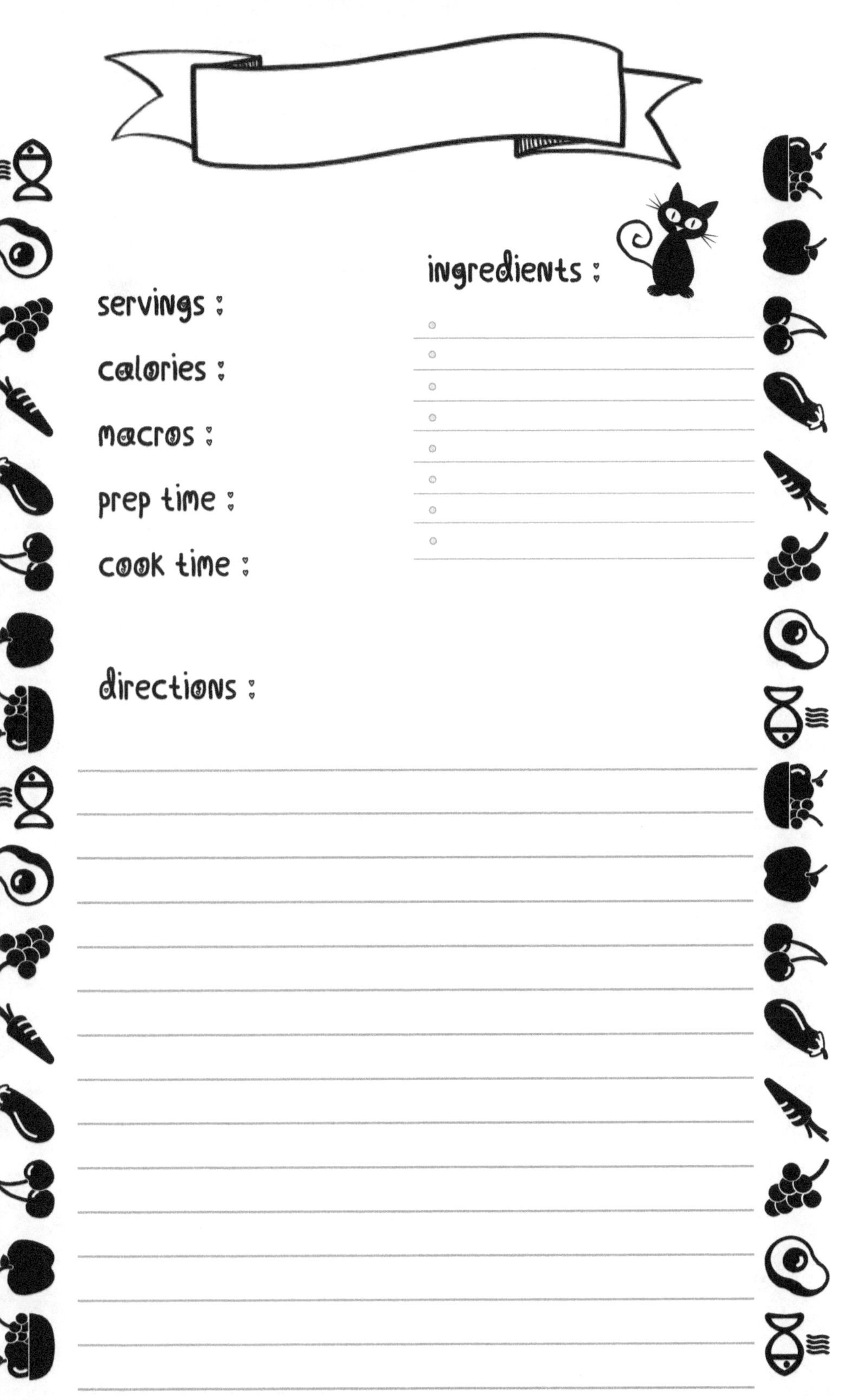

ingredients :

servings :
calories :
macros :
prep time :
cook time :

directions :

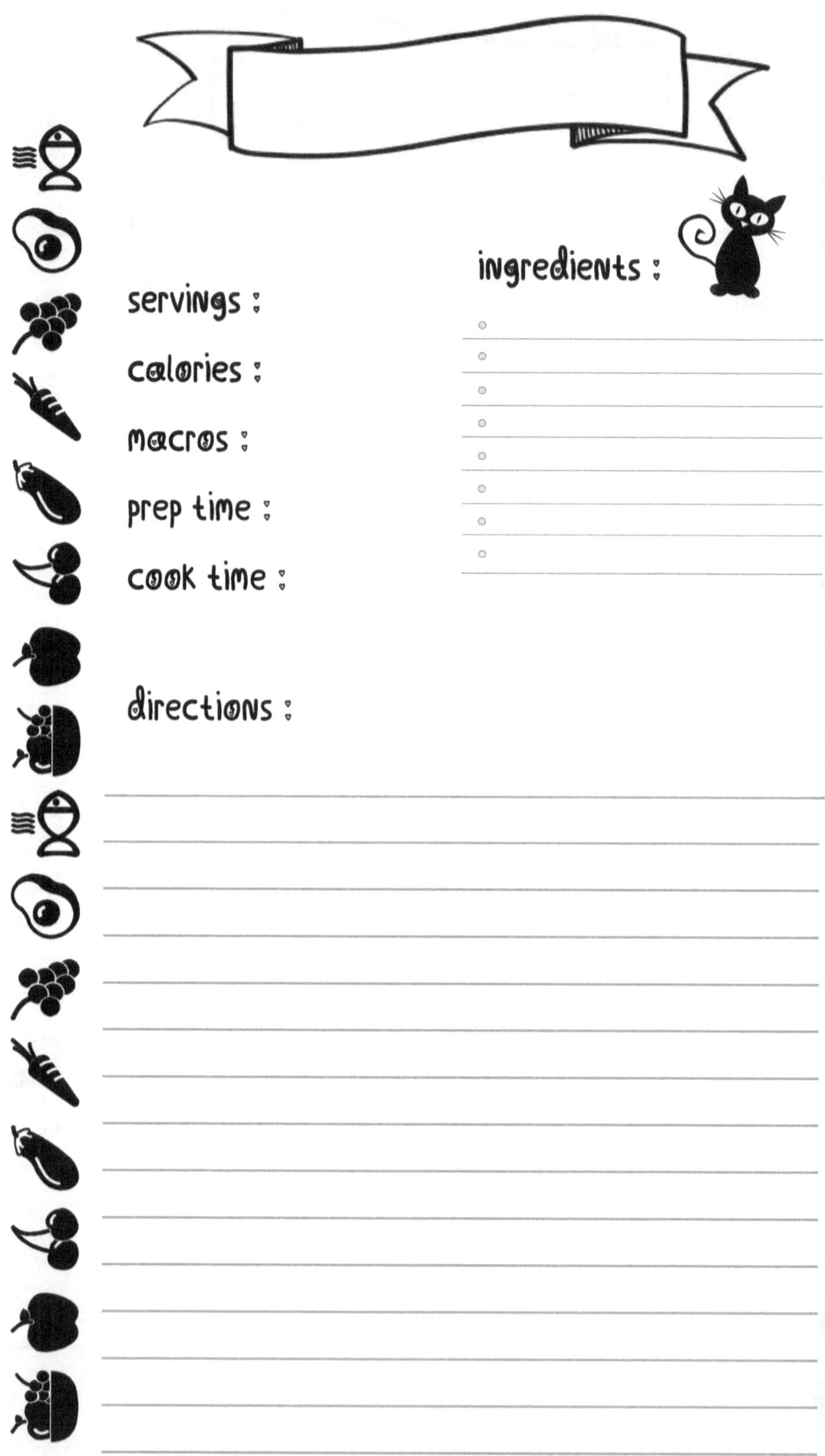

servings :

calories :

macros :

prep time :

cook time :

directions :

ingredients :

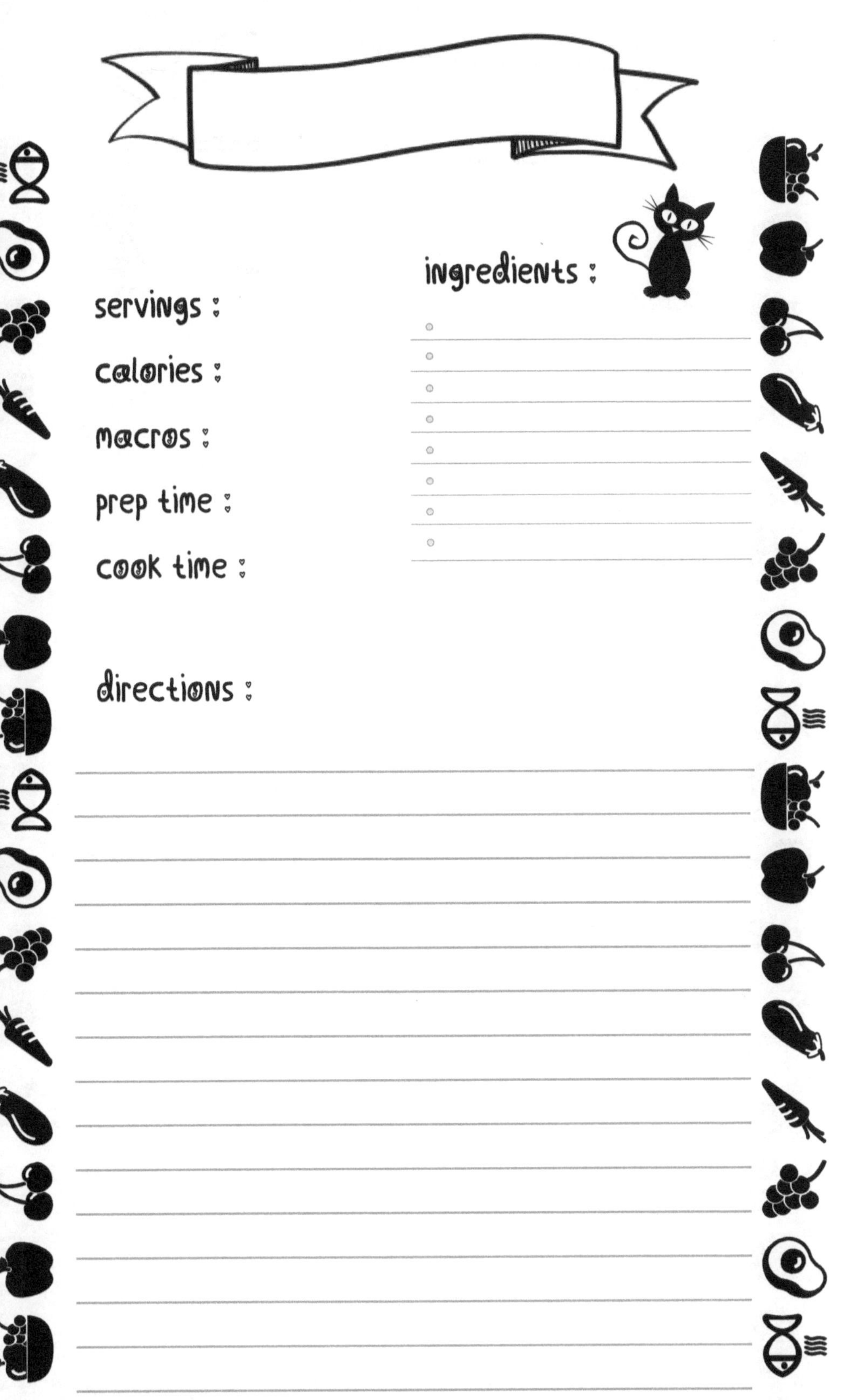

ingredients :
servings :
calories :
macros :
prep time :
cook time :
directions :

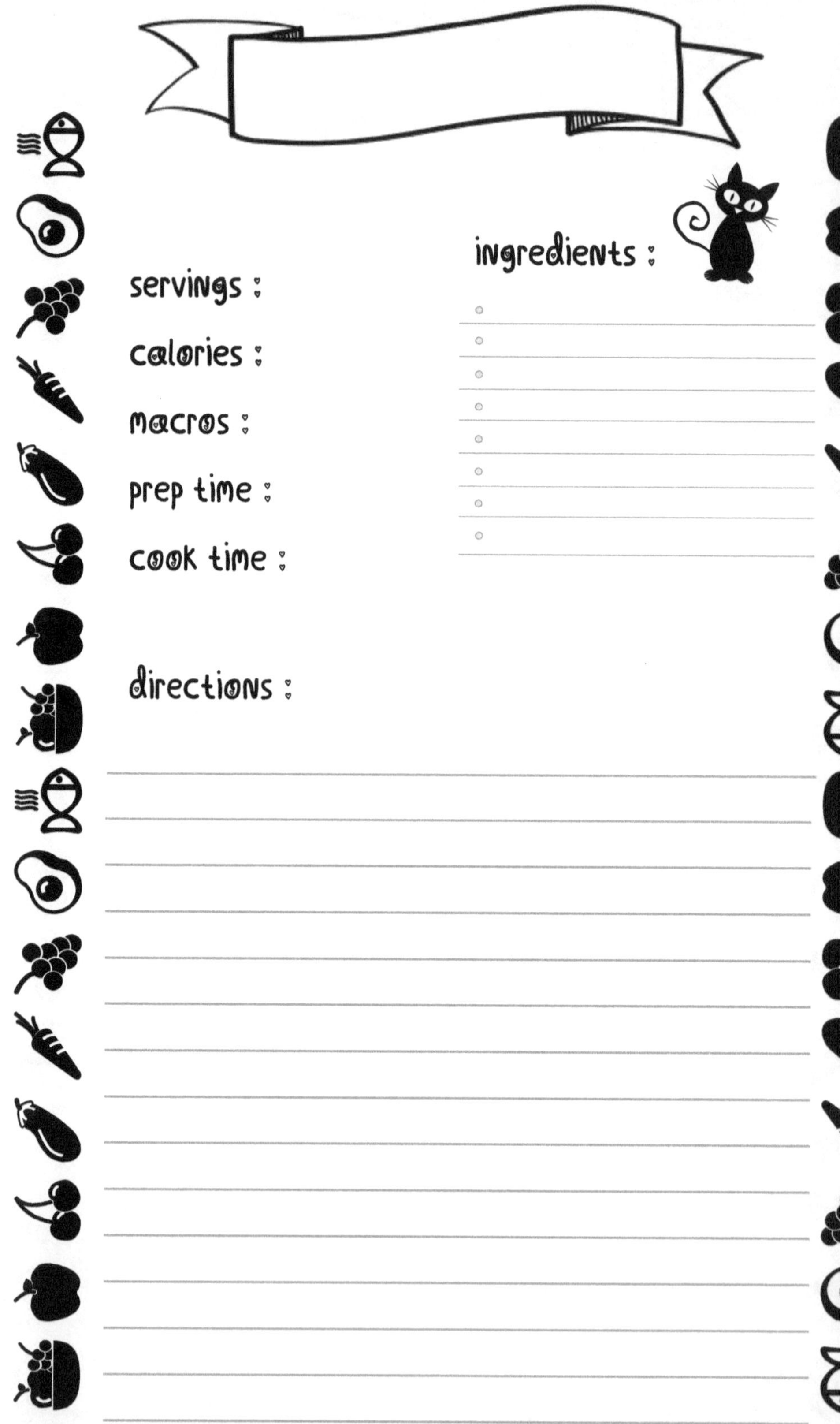

servings :

calories :

macros :

prep time :

cook time :

ingredients :

directions :

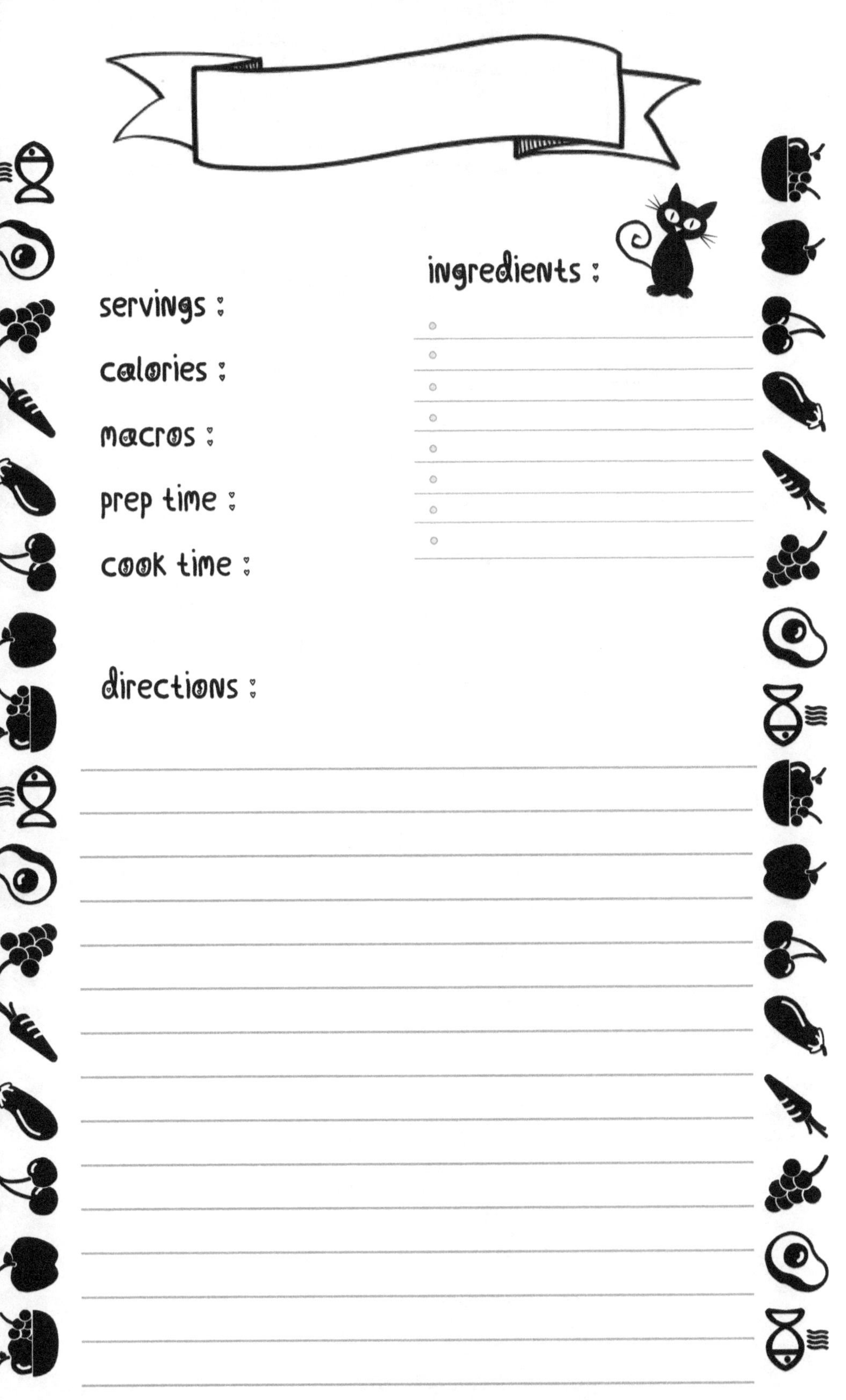

servings :

calories :

macros :

prep time :

cook time :

ingredients :

directions :

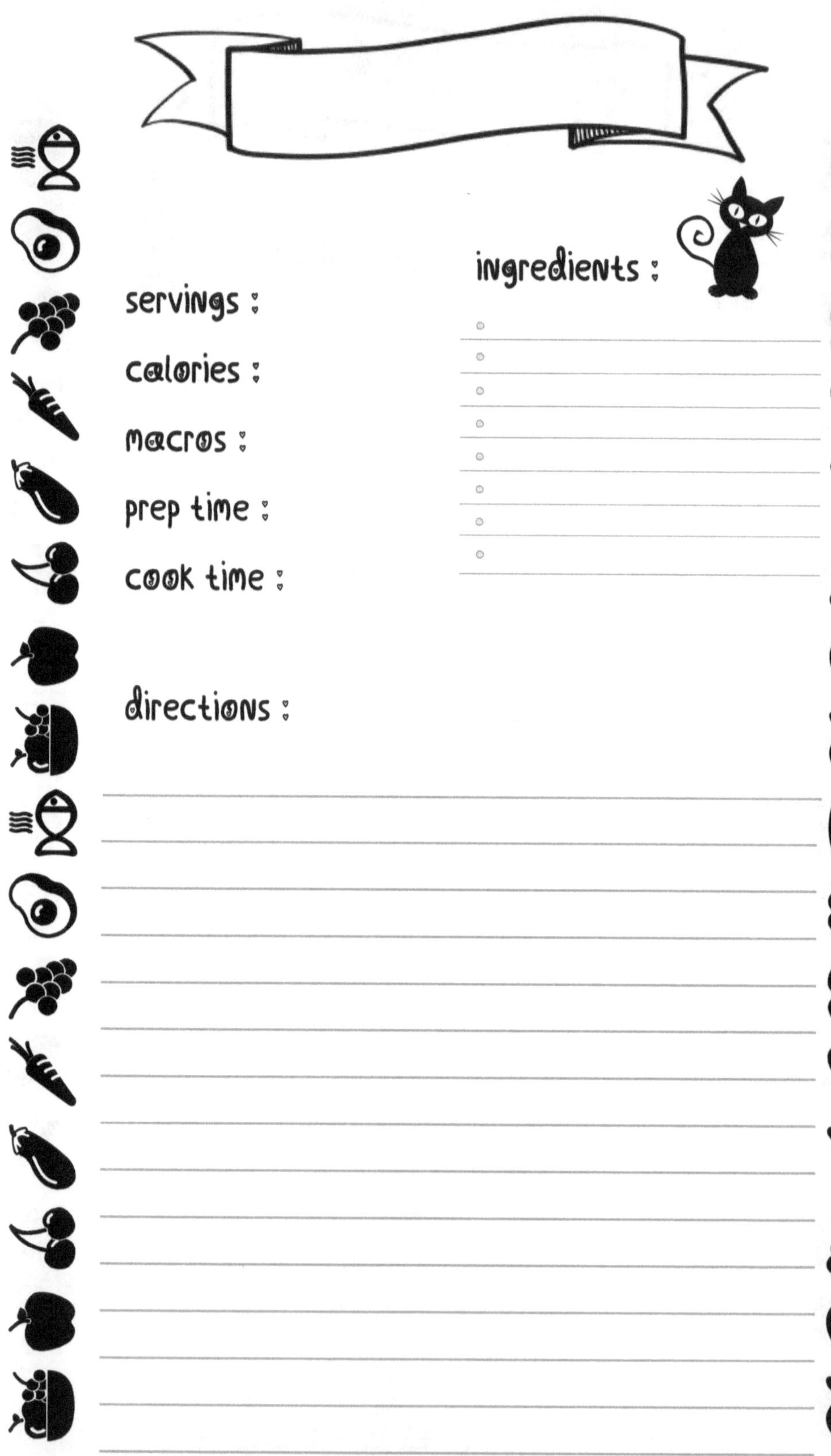

ingredients :

servings :
calories :
macros :
prep time :
cook time :

directions :

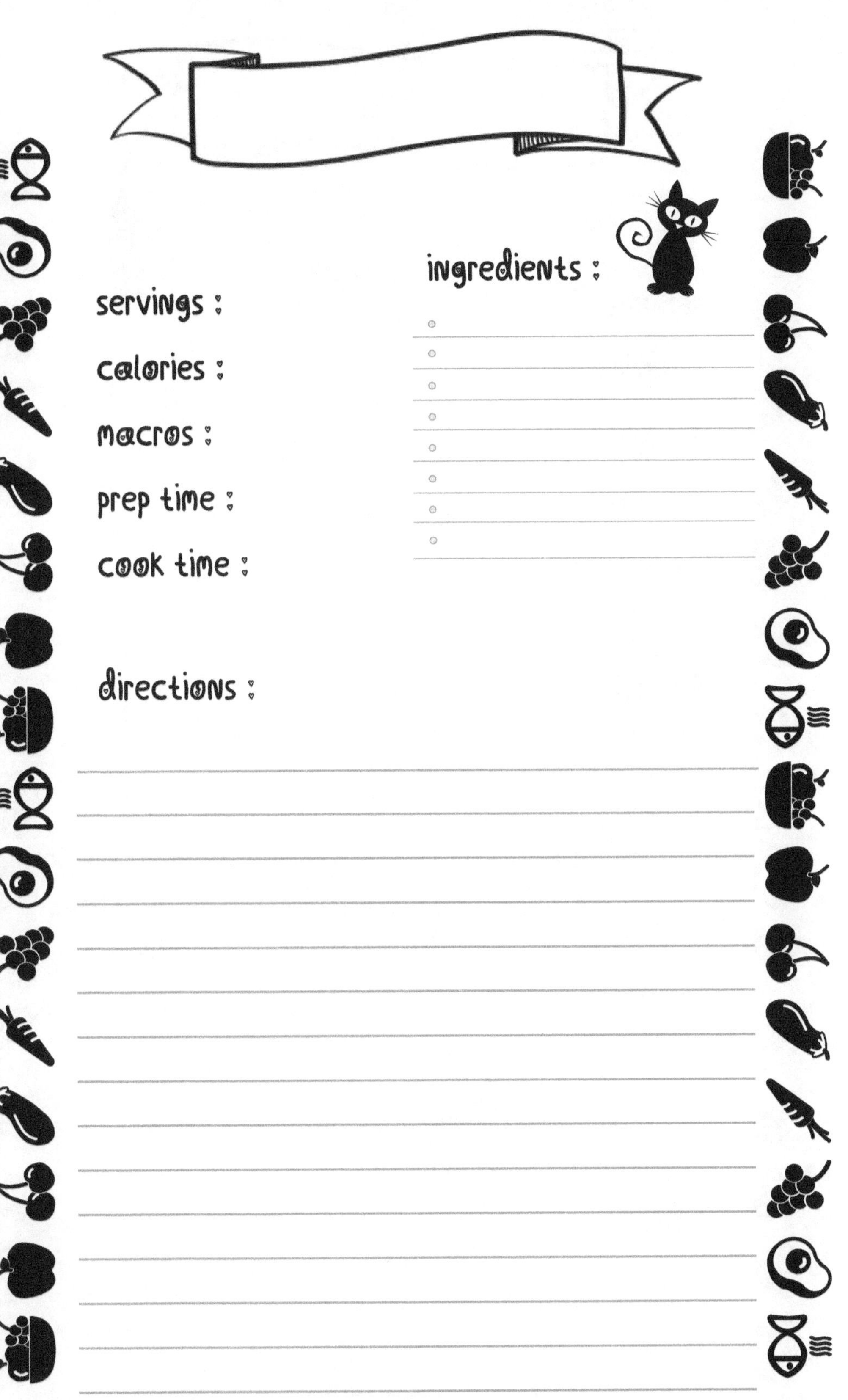

ingredients :

servings :
calories :
macros :
prep time :
cook time :

directions :

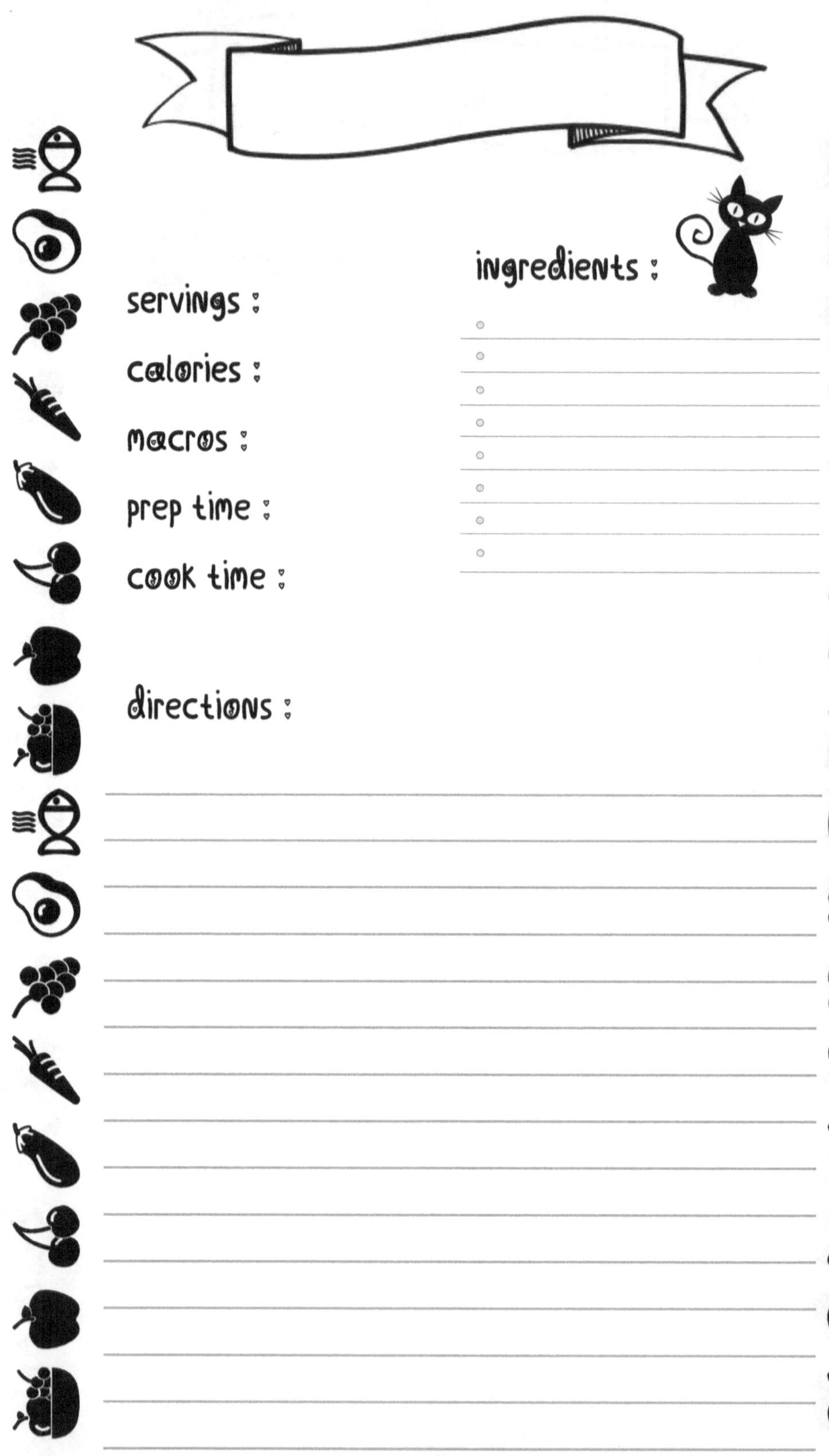

servings :

calories :

macros :

prep time :

cook time :

ingredients :

directions :

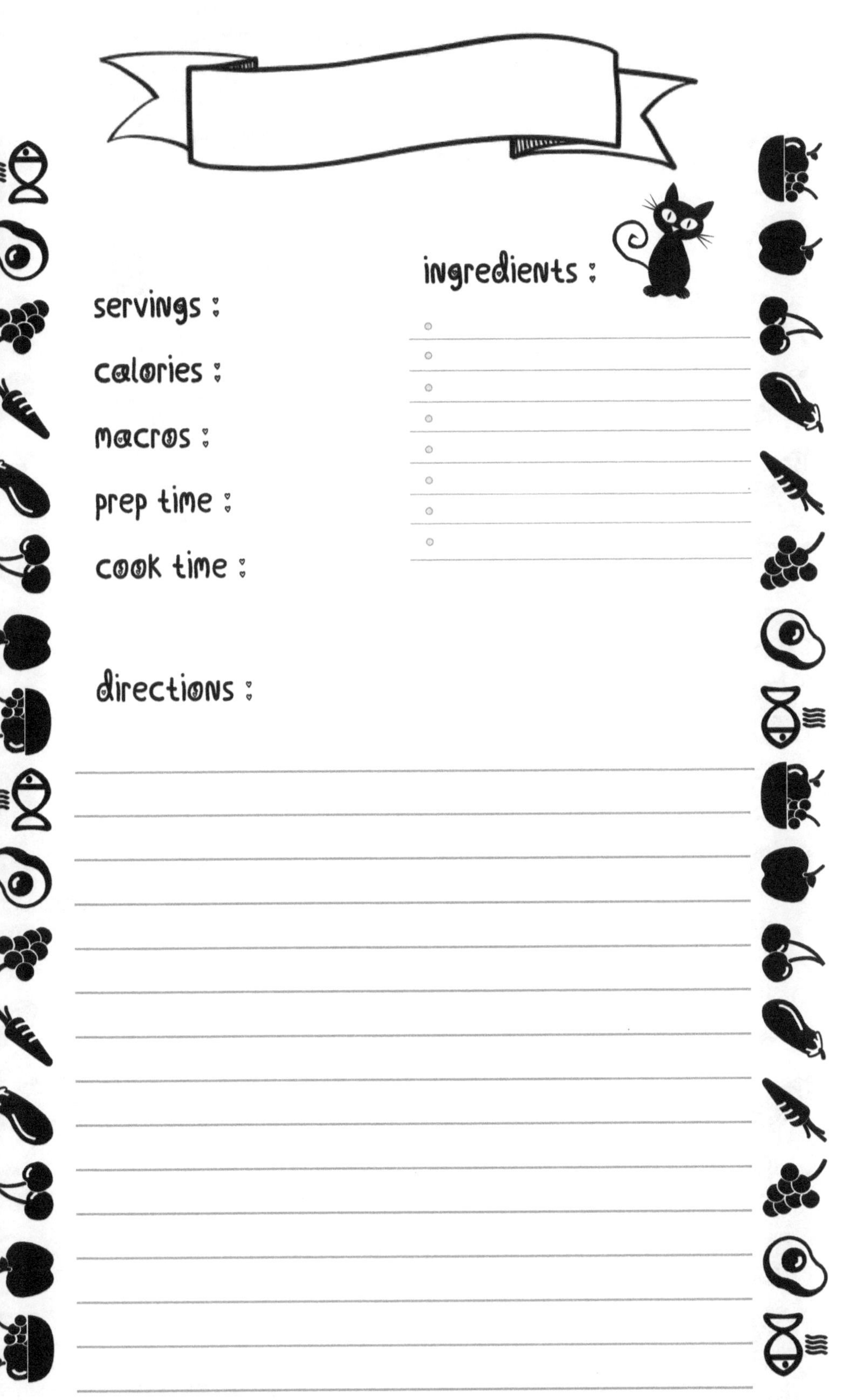

servings :

calories :

macros :

prep time :

cook time :

ingredients :

directions :

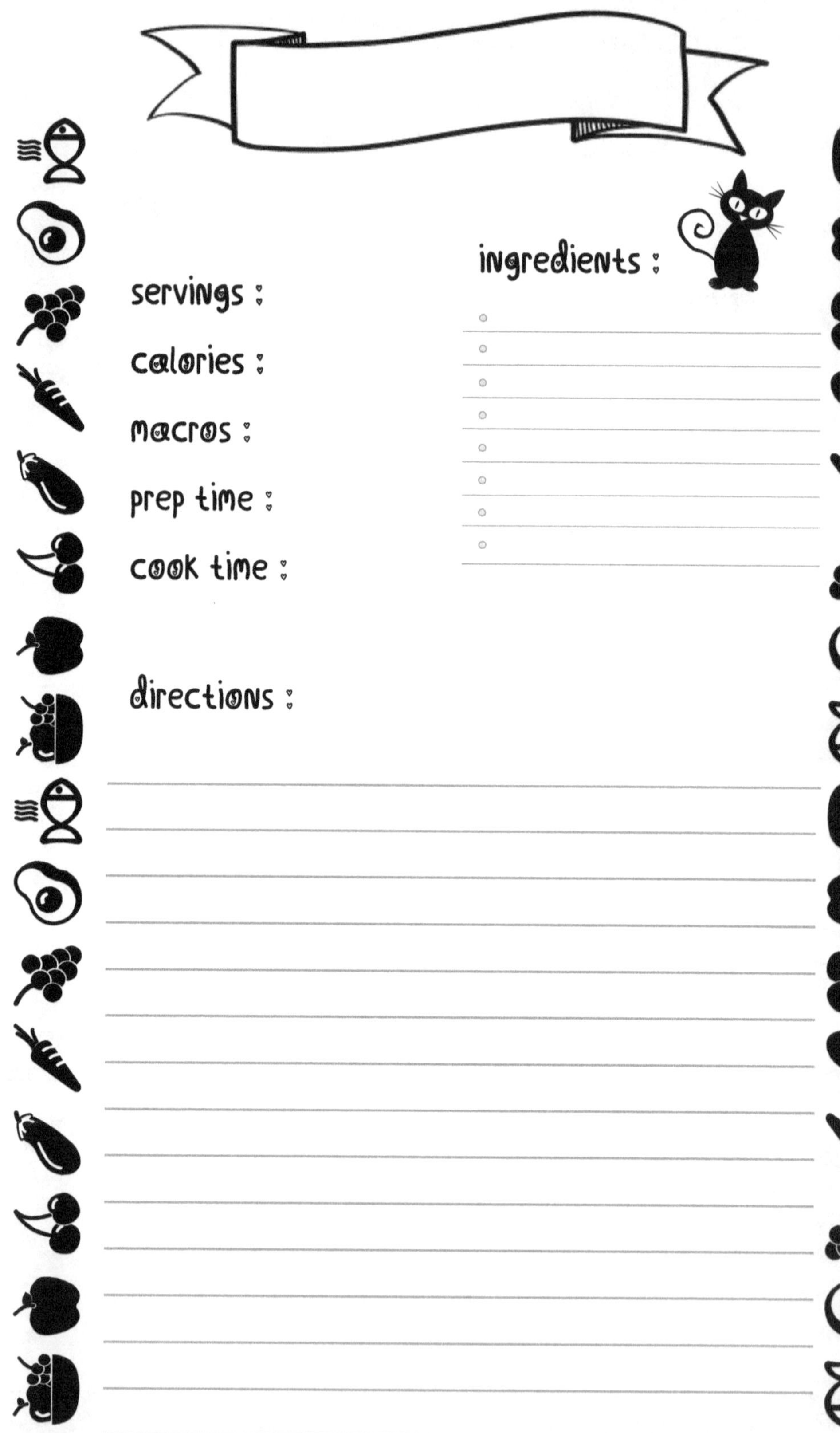

servings :

calories :

macros :

prep time :

cook time :

directions :

ingredients :

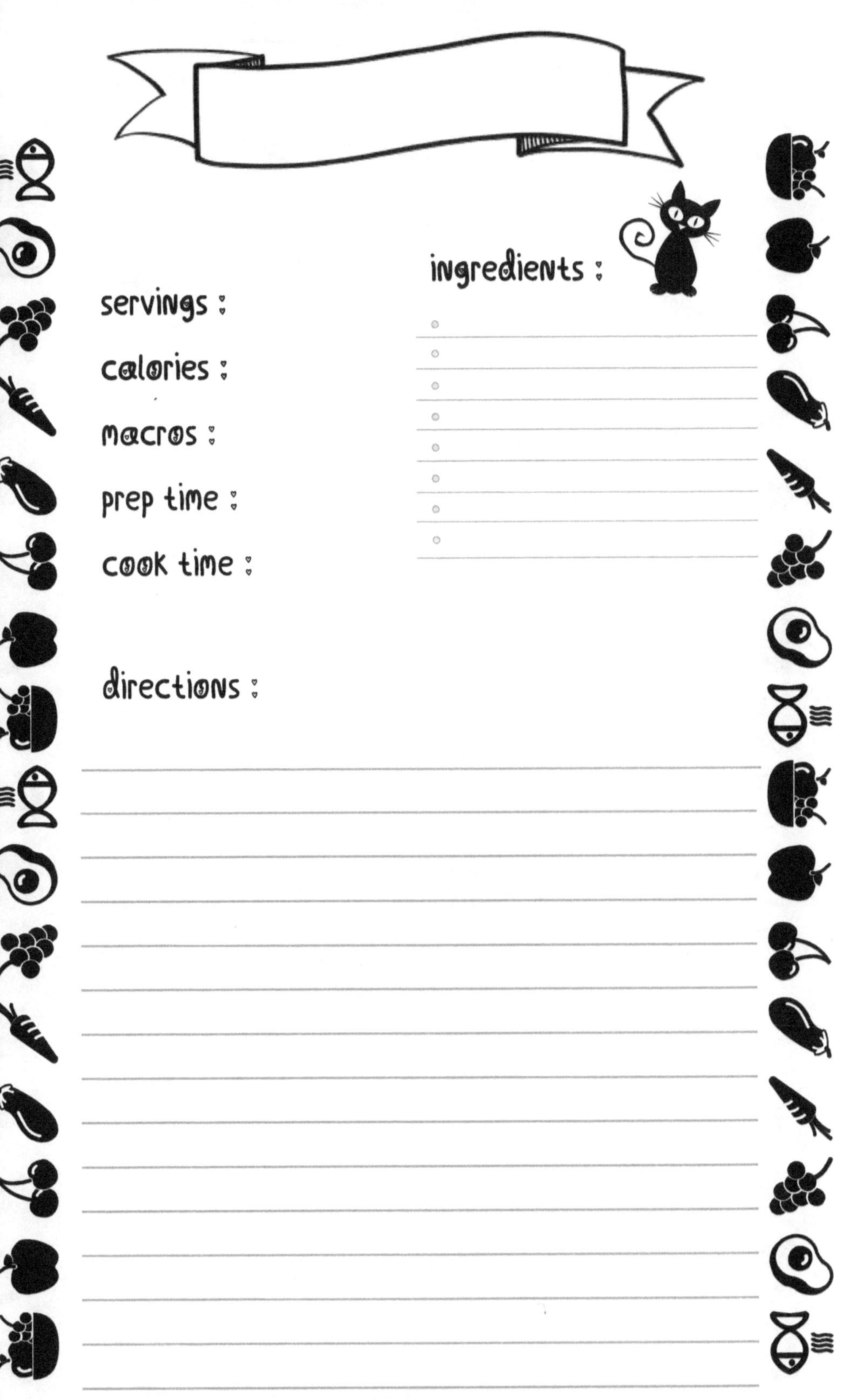

servings :

calories :

macros :

prep time :

cook time :

ingredients :

directions :

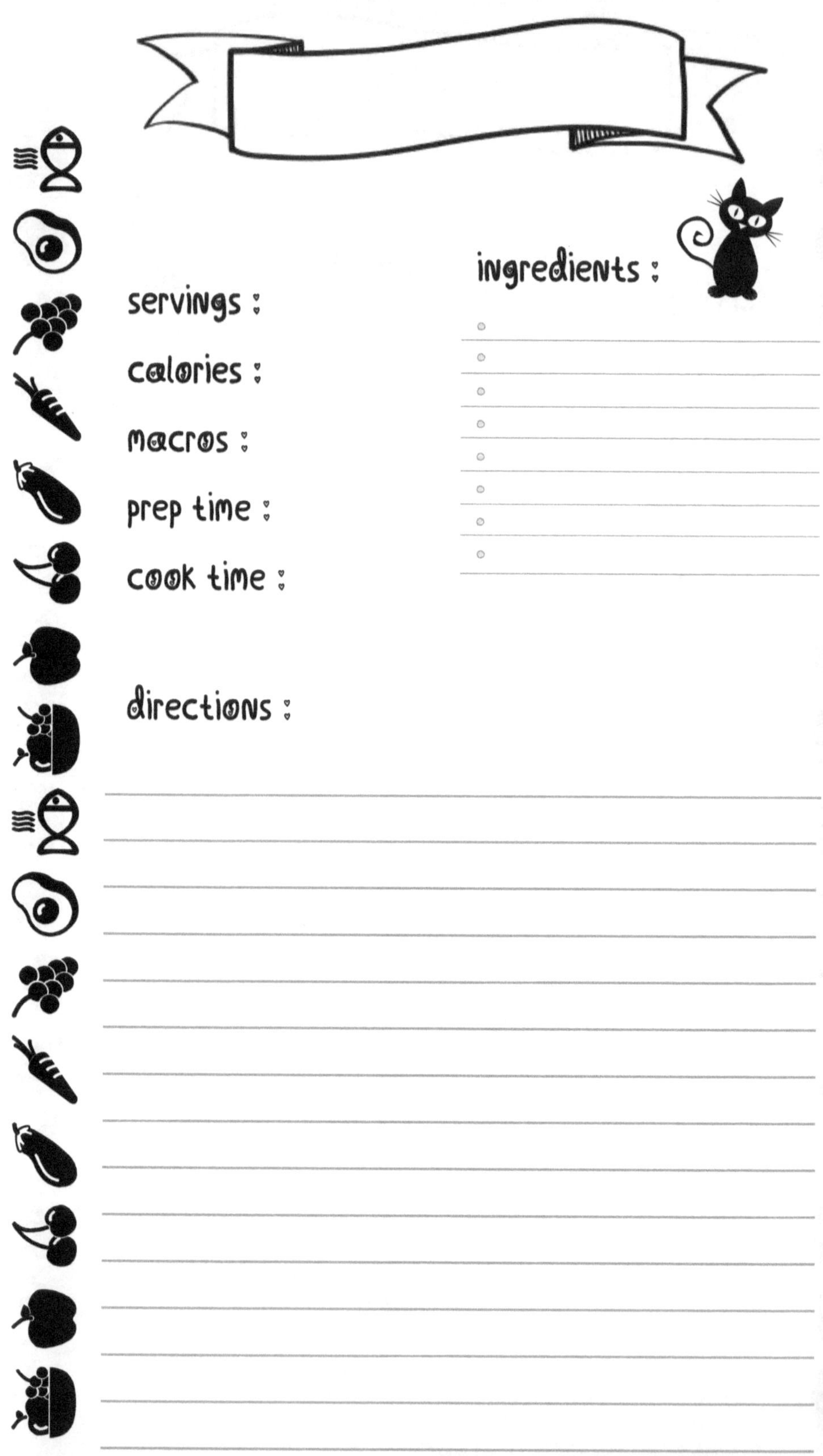

servings :

calories :

macros :

prep time :

cook time :

ingredients :

-
-
-
-
-
-
-
-

directions :

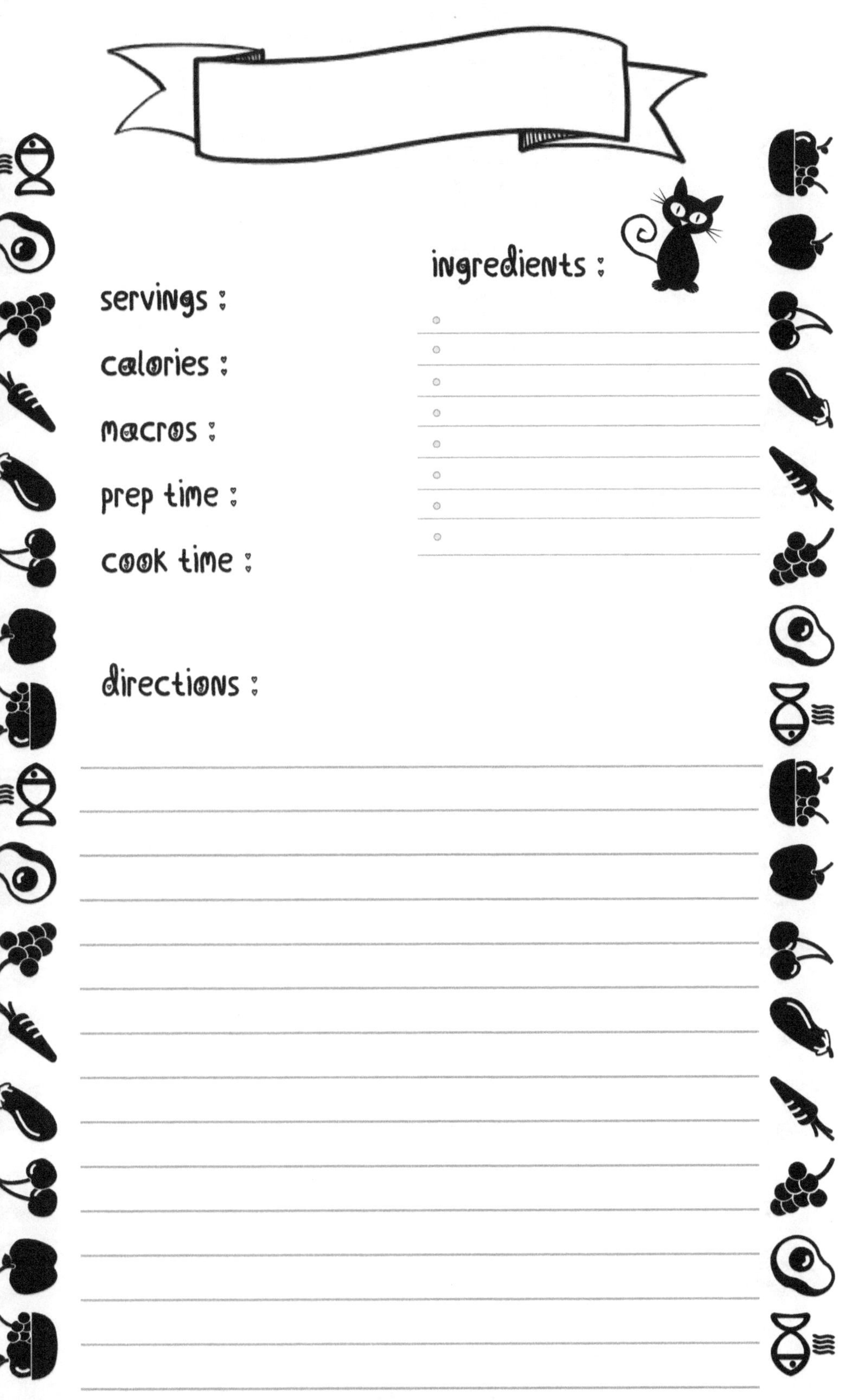

ingredients :
servings :
calories :
macros :
prep time :
cook time :
directions :

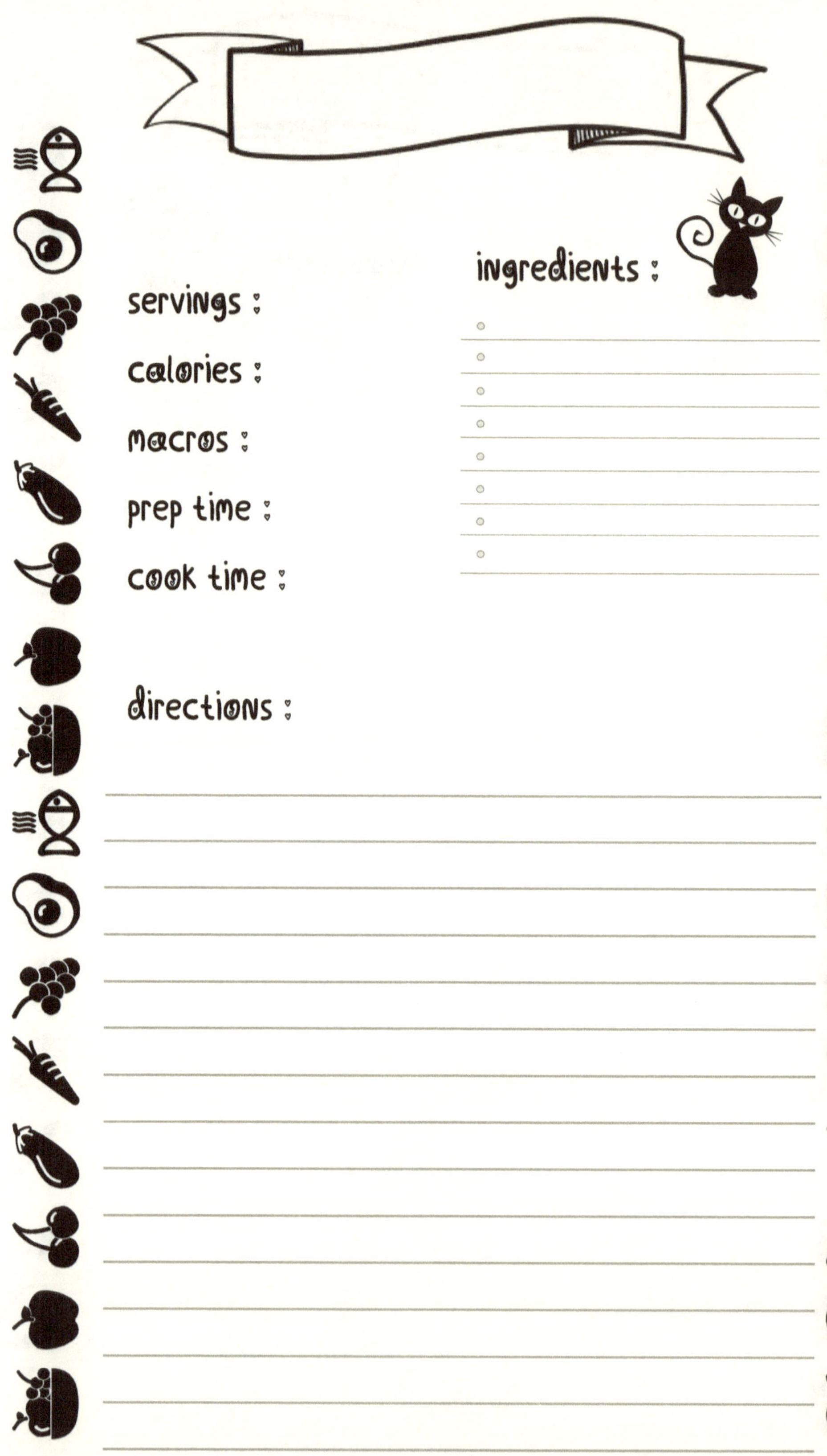

ingredients :
servings :
calories :
macros :
prep time :
cook time :
directions :

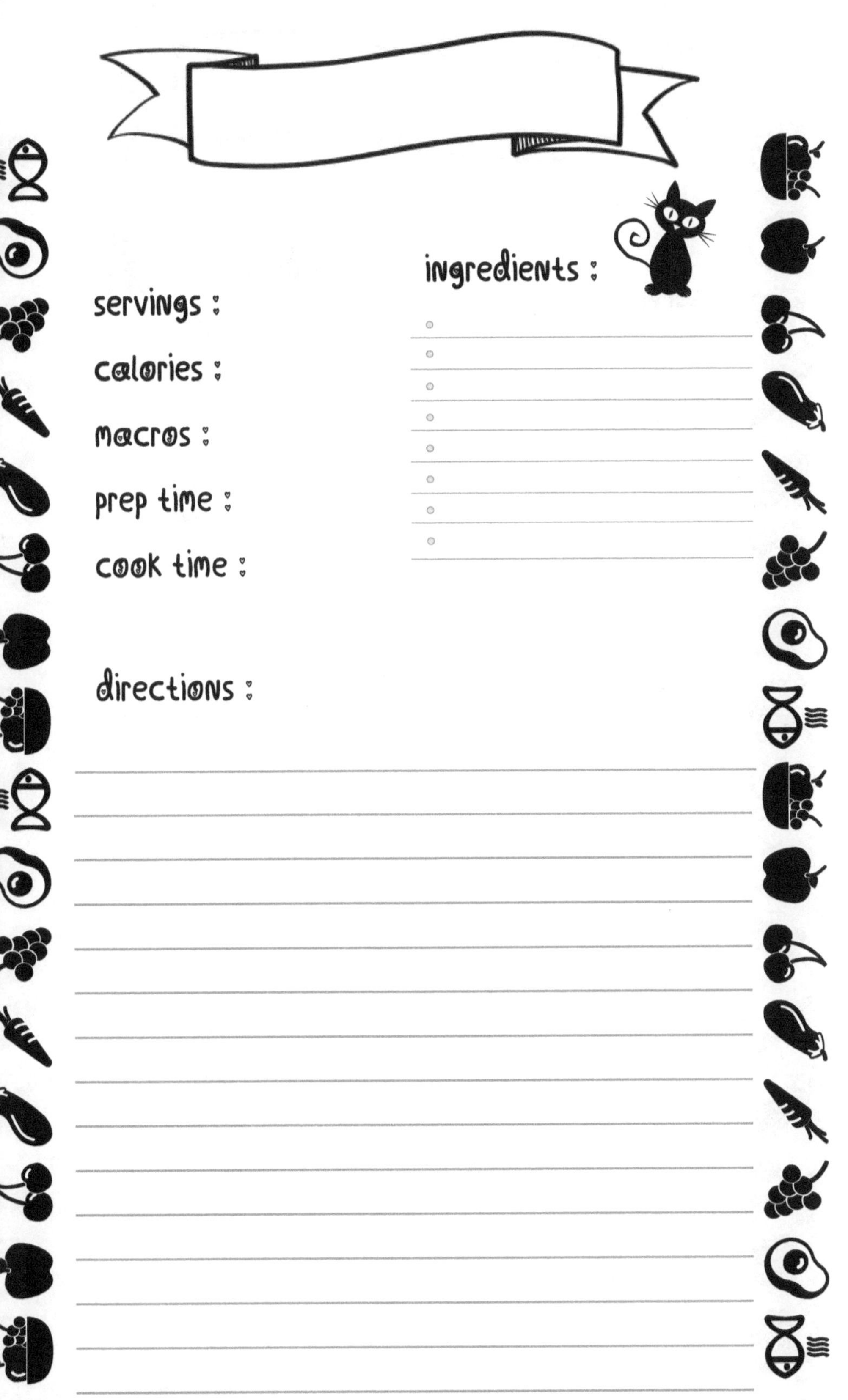

servings :

calories :

macros :

prep time :

cook time :

ingredients :

directions :

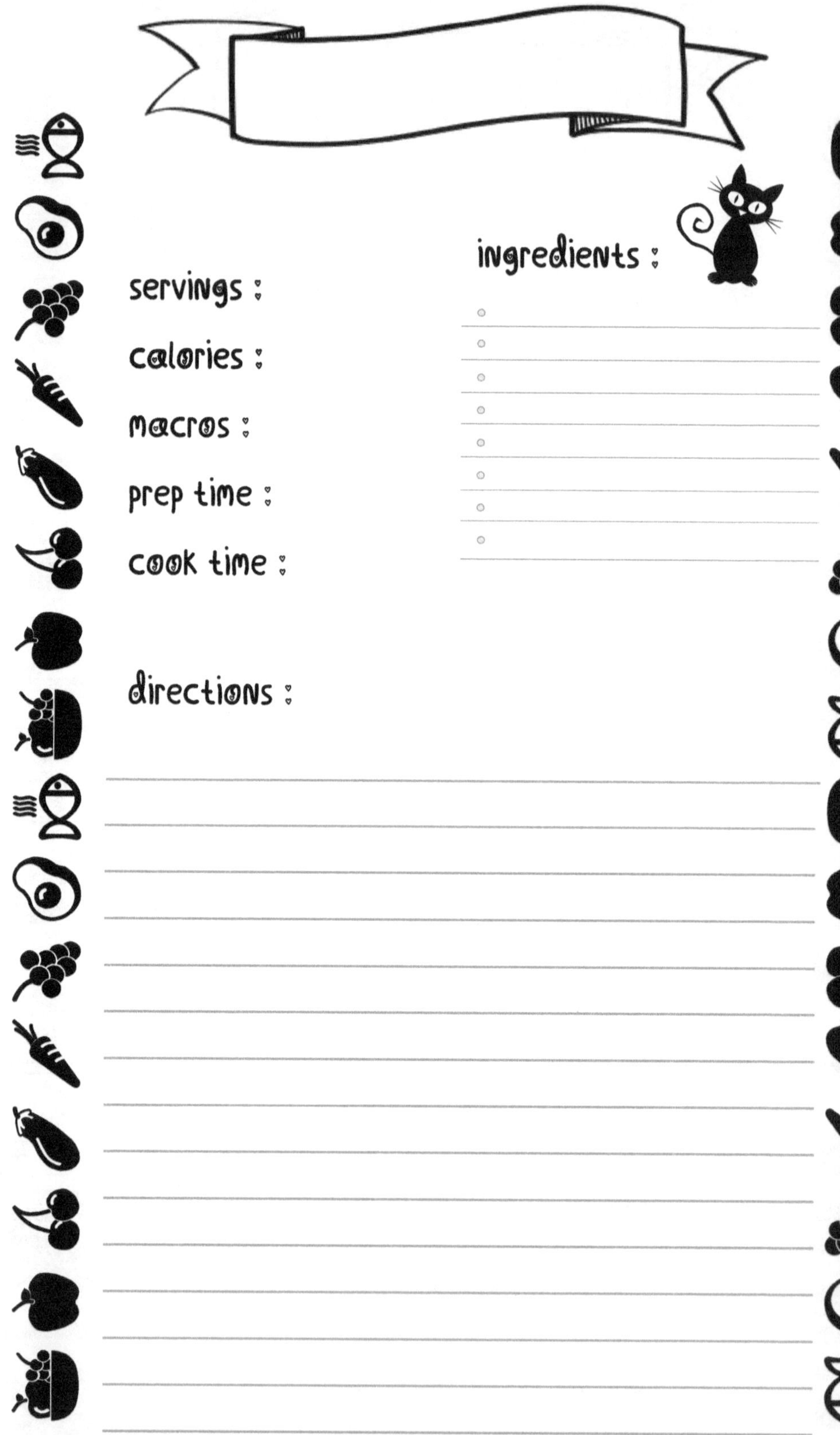

servings :

calories :

macros :

prep time :

cook time :

ingredients :

-
-
-
-
-
-
-
-

directions :

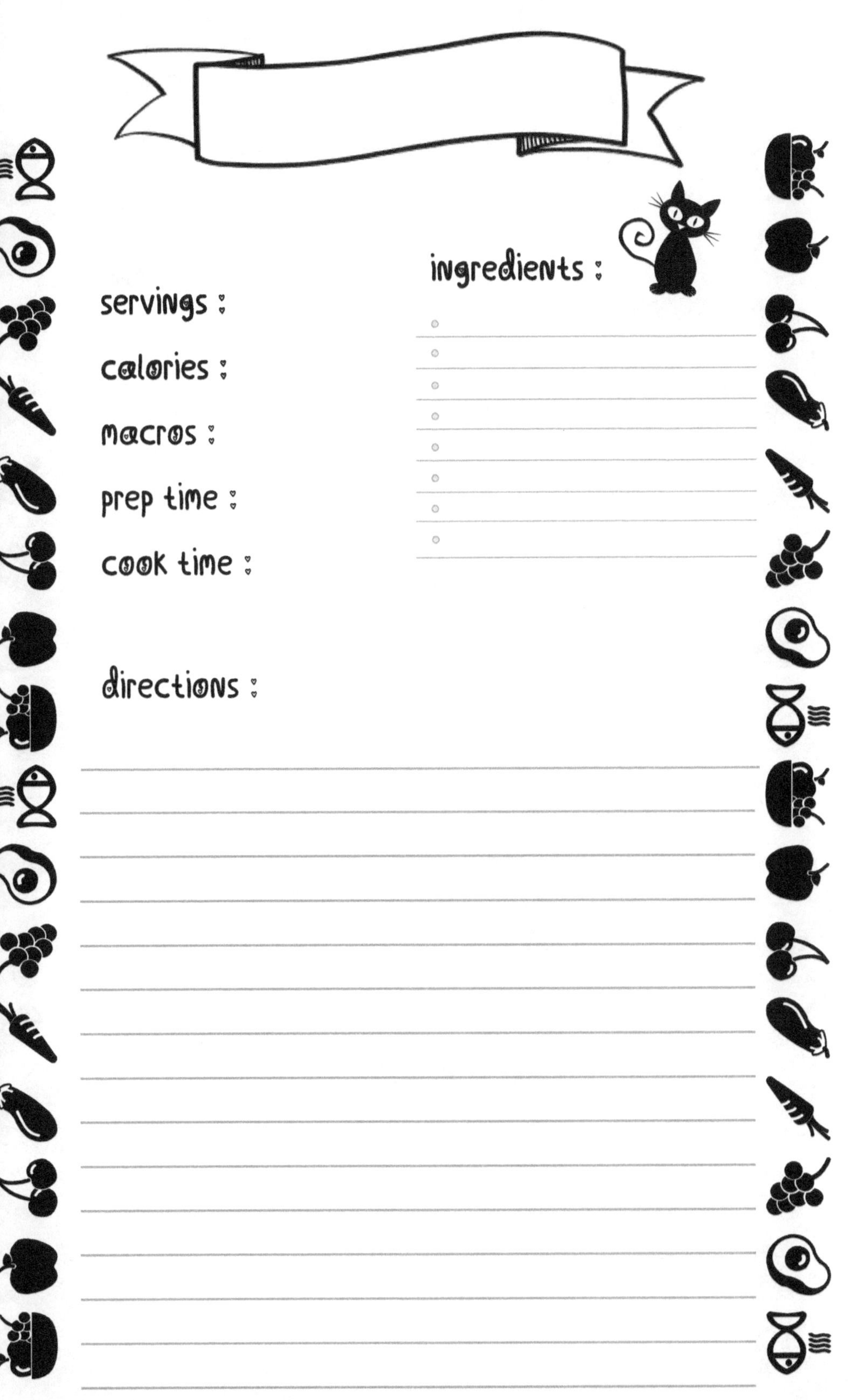

servings :

calories :

macros :

prep time :

cook time :

ingredients :

directions :

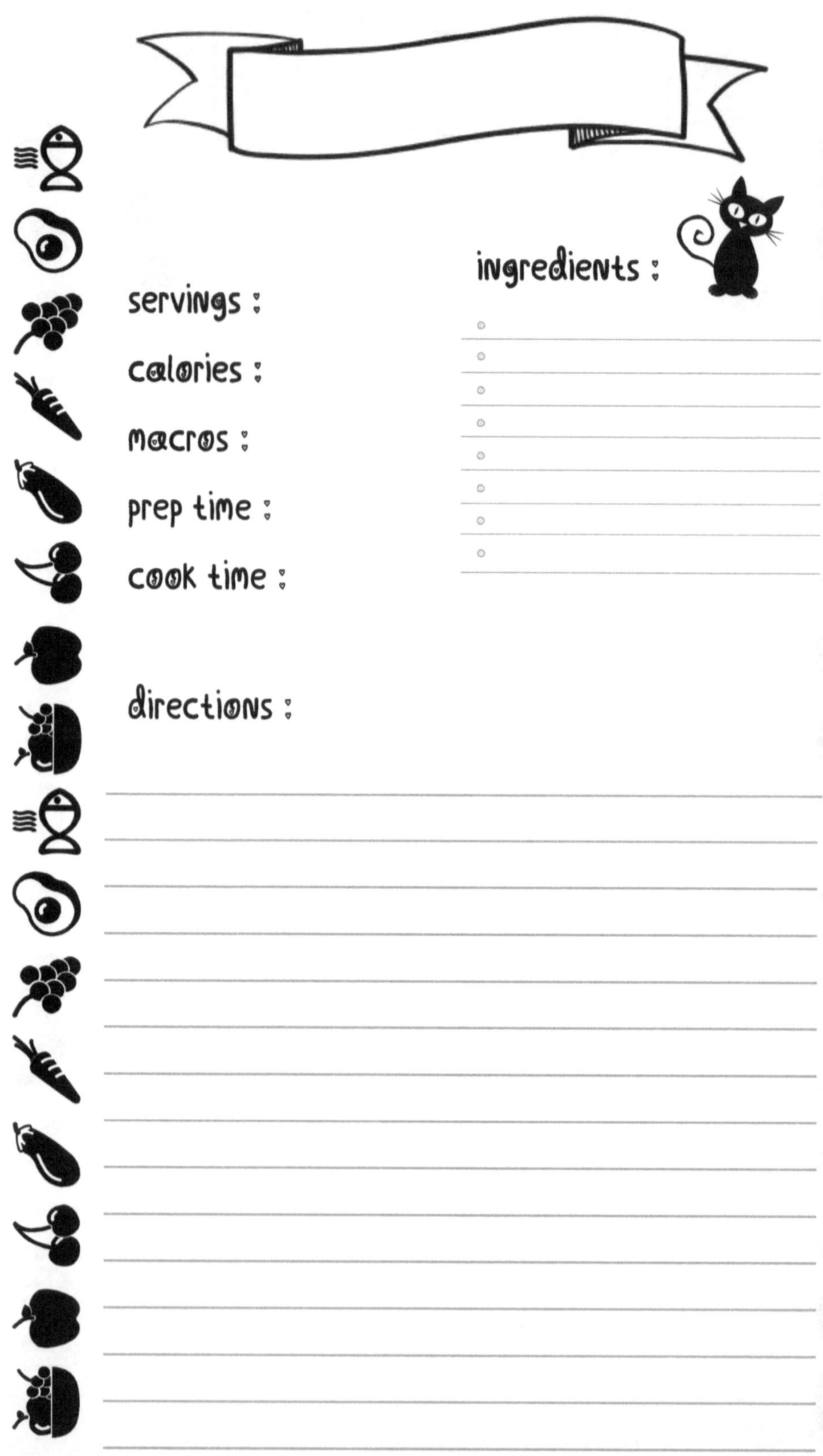

servings :

calories :

macros :

prep time :

cook time :

directions :

ingredients :

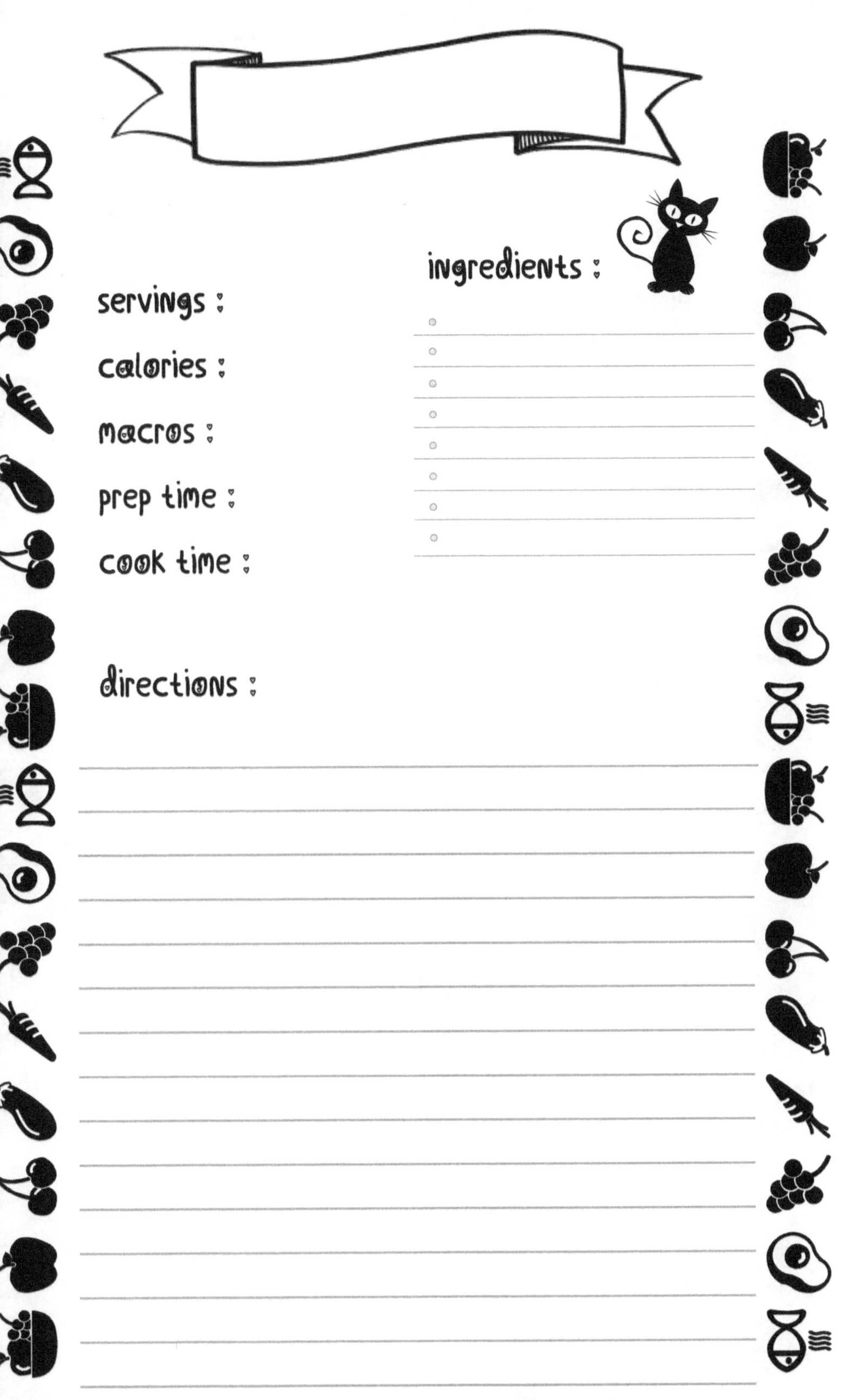

servings :

calories :

macros :

prep time :

cook time :

ingredients :

directions :

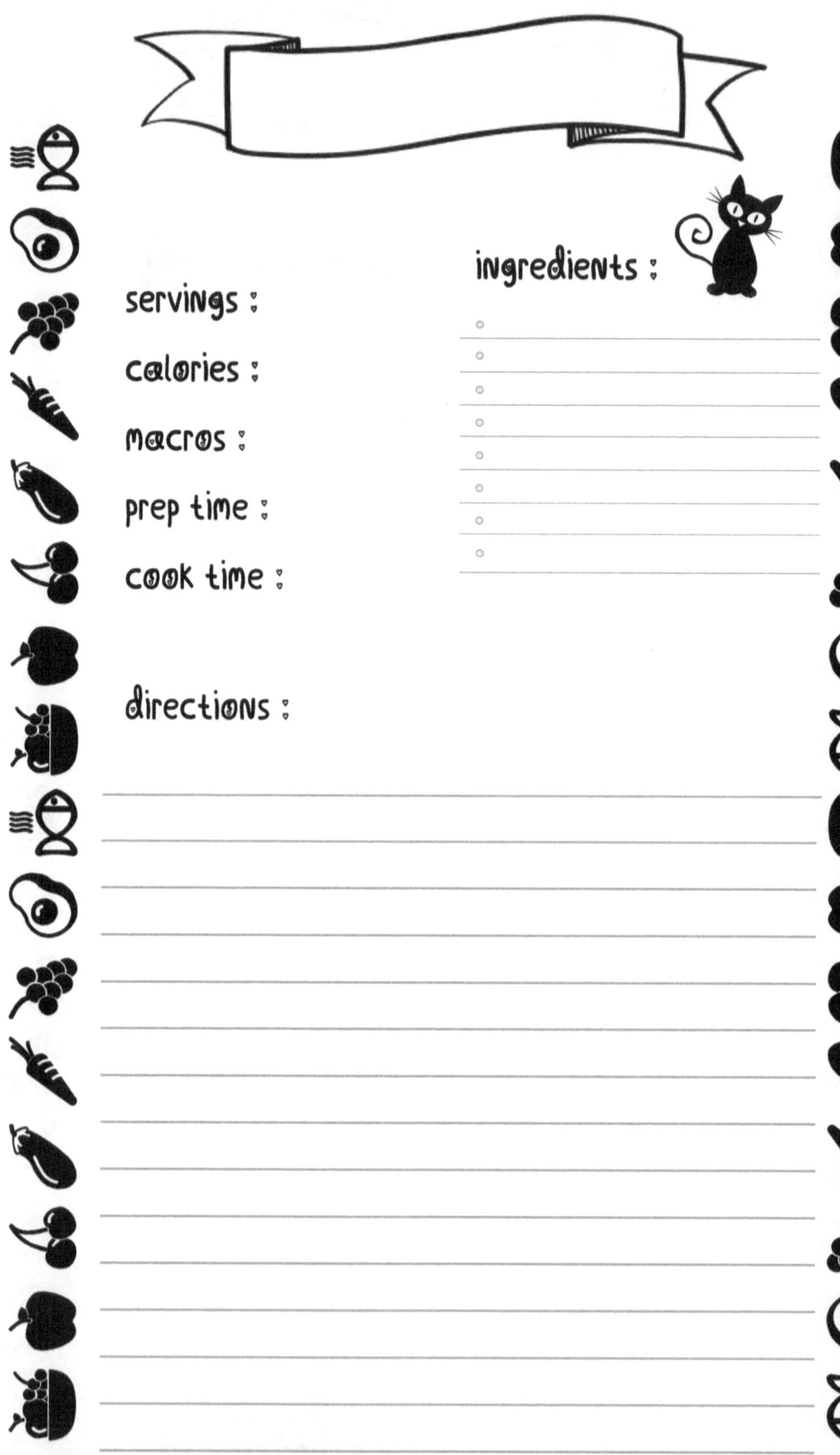
ingredients :

servings :
calories :
macros :
prep time :
cook time :

directions :

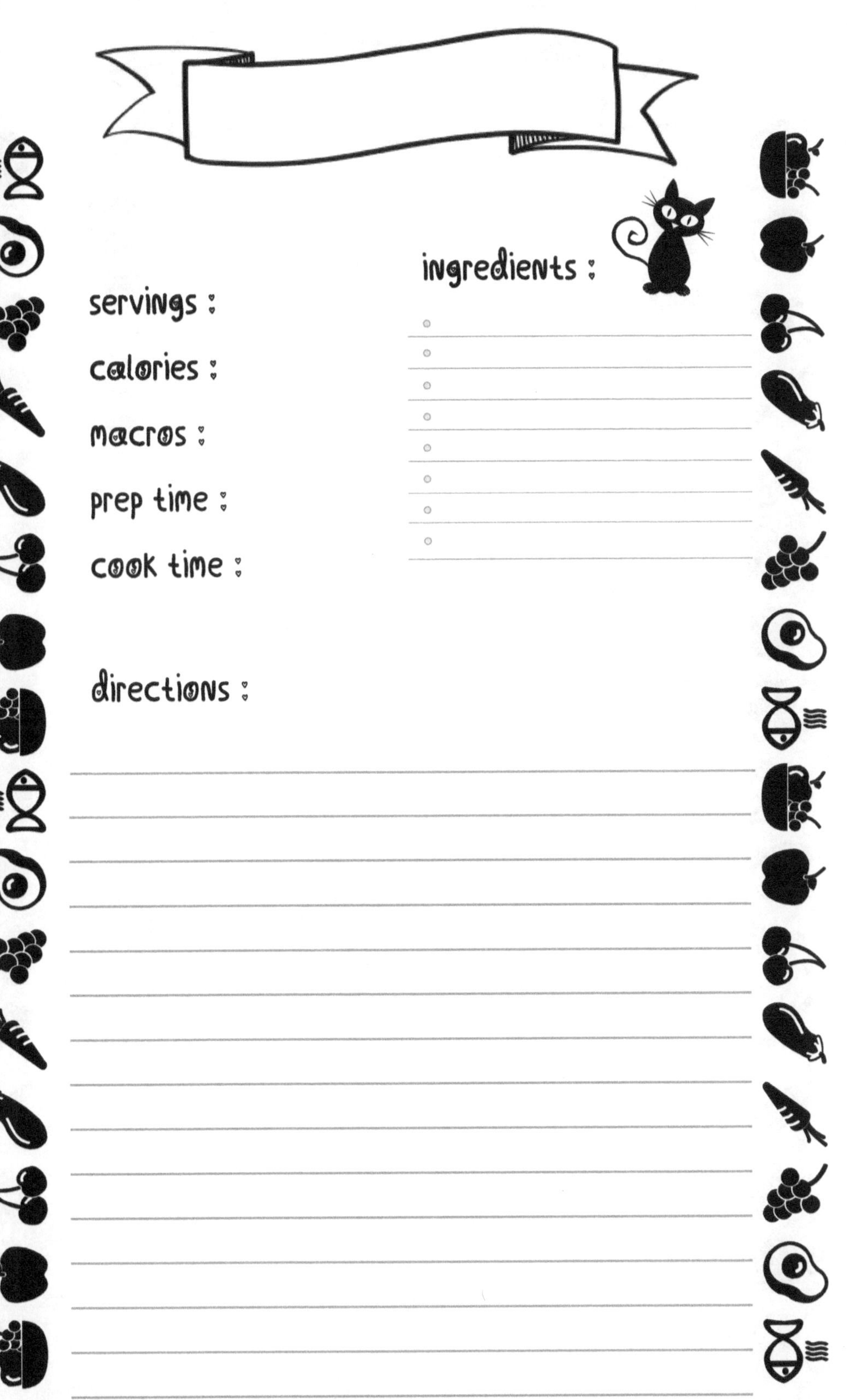

ingredients :
servings :
calories :
macros :
prep time :
cook time :
directions :

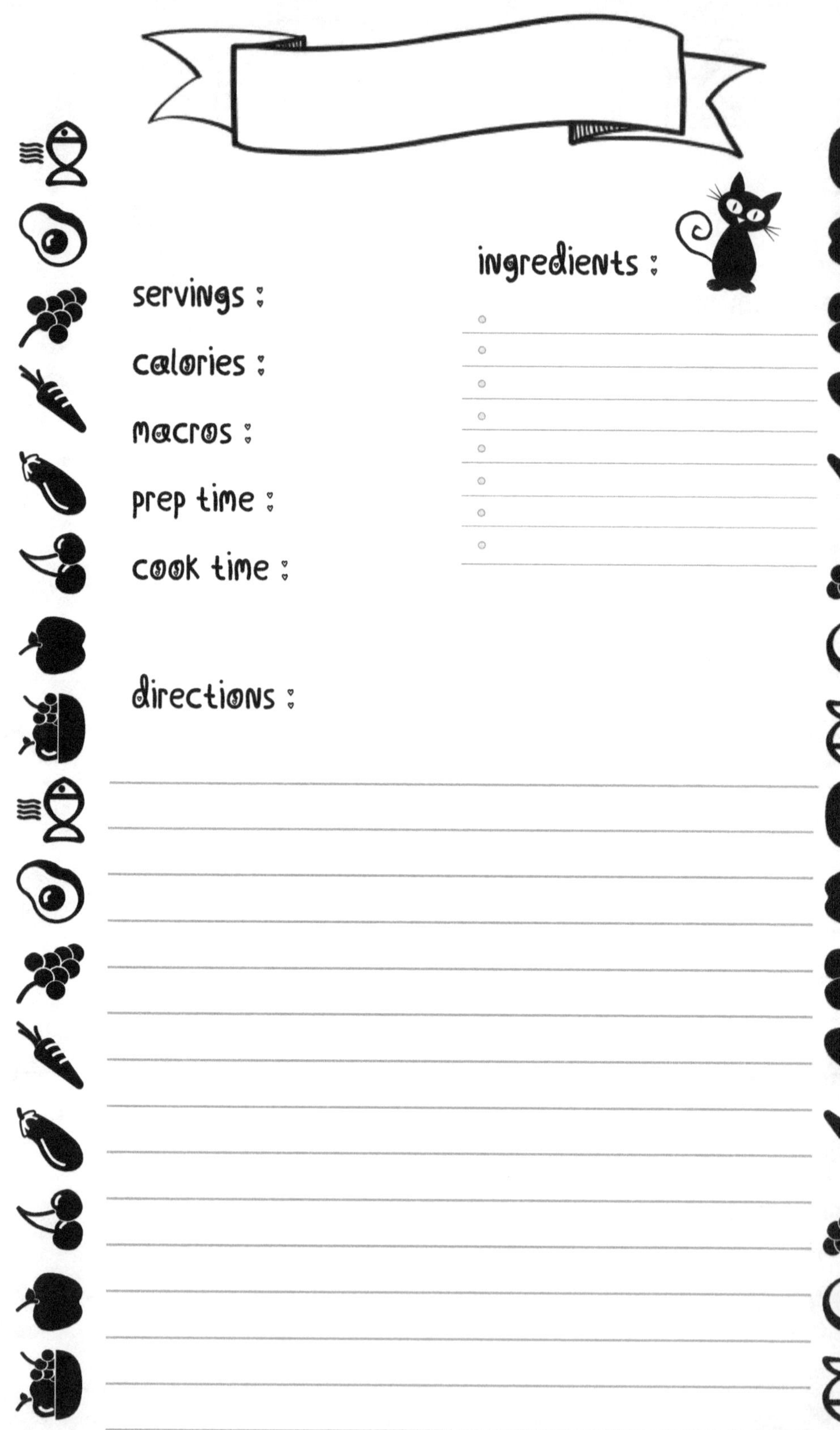

servings :

calories :

macros :

prep time :

cook time :

ingredients :

directions :

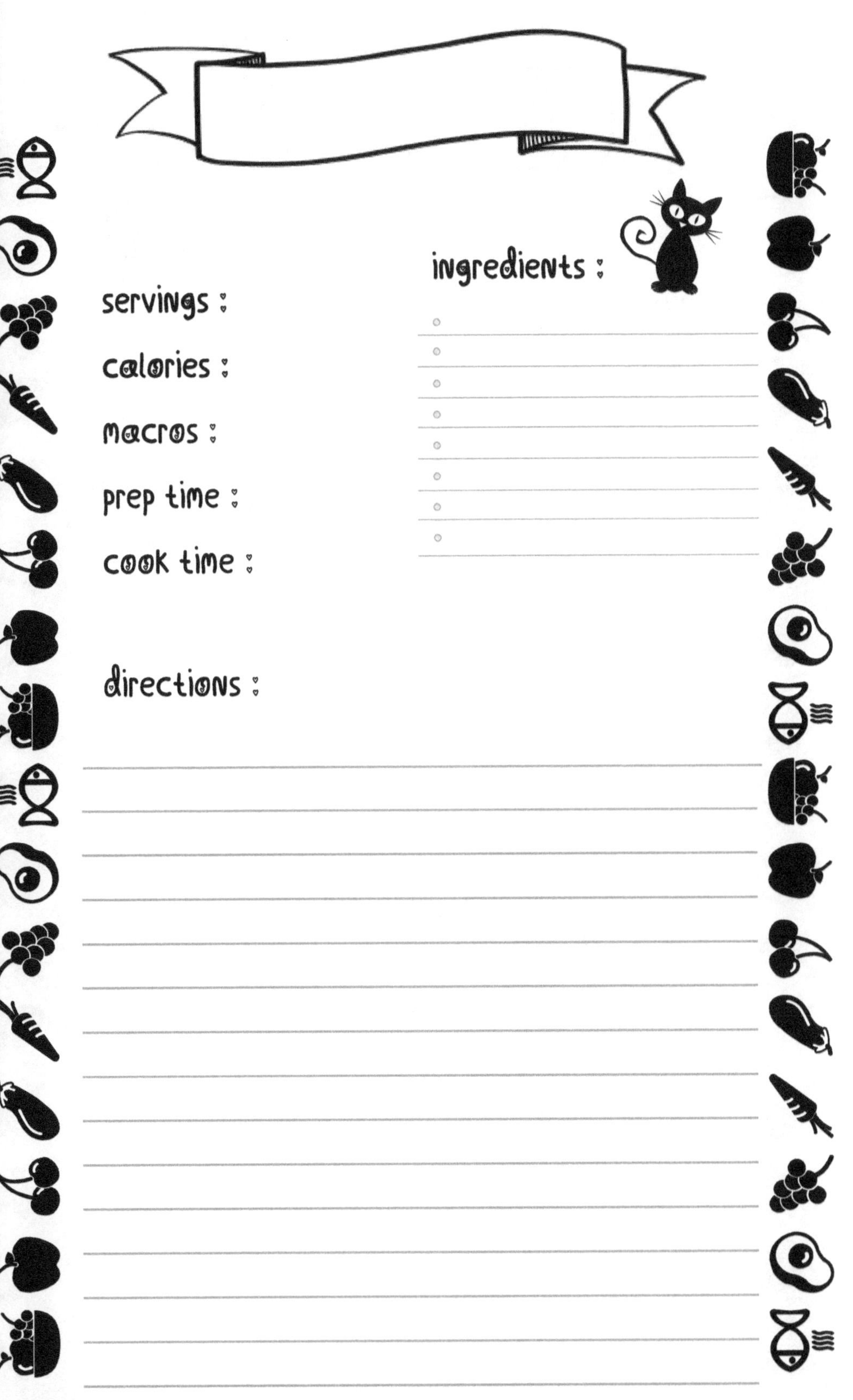

servings :
calories :
macros :
prep time :
cook time :
directions :
ingredients :

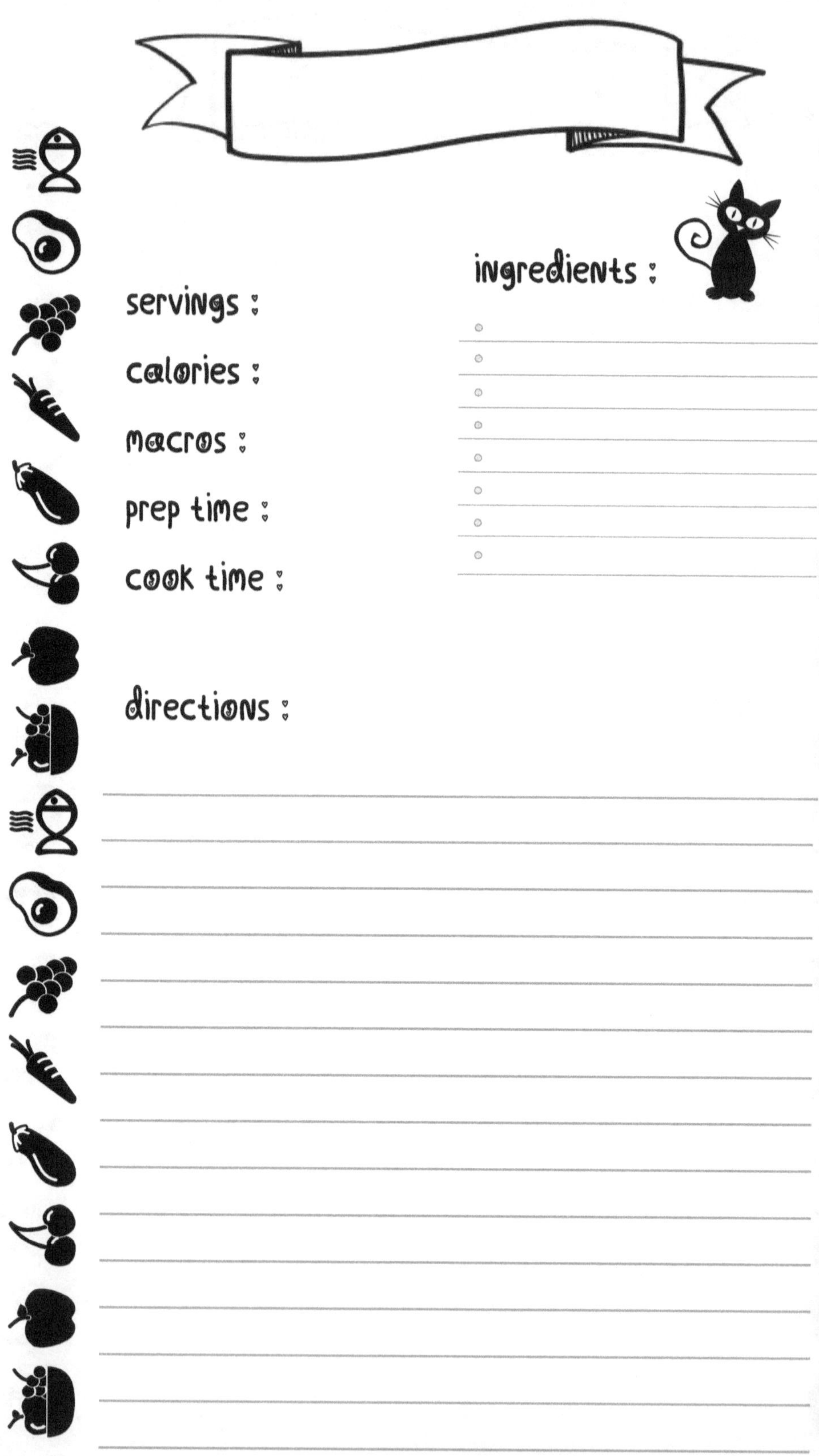

servings :

calories :

macros :

prep time :

cook time :

ingredients :

directions :

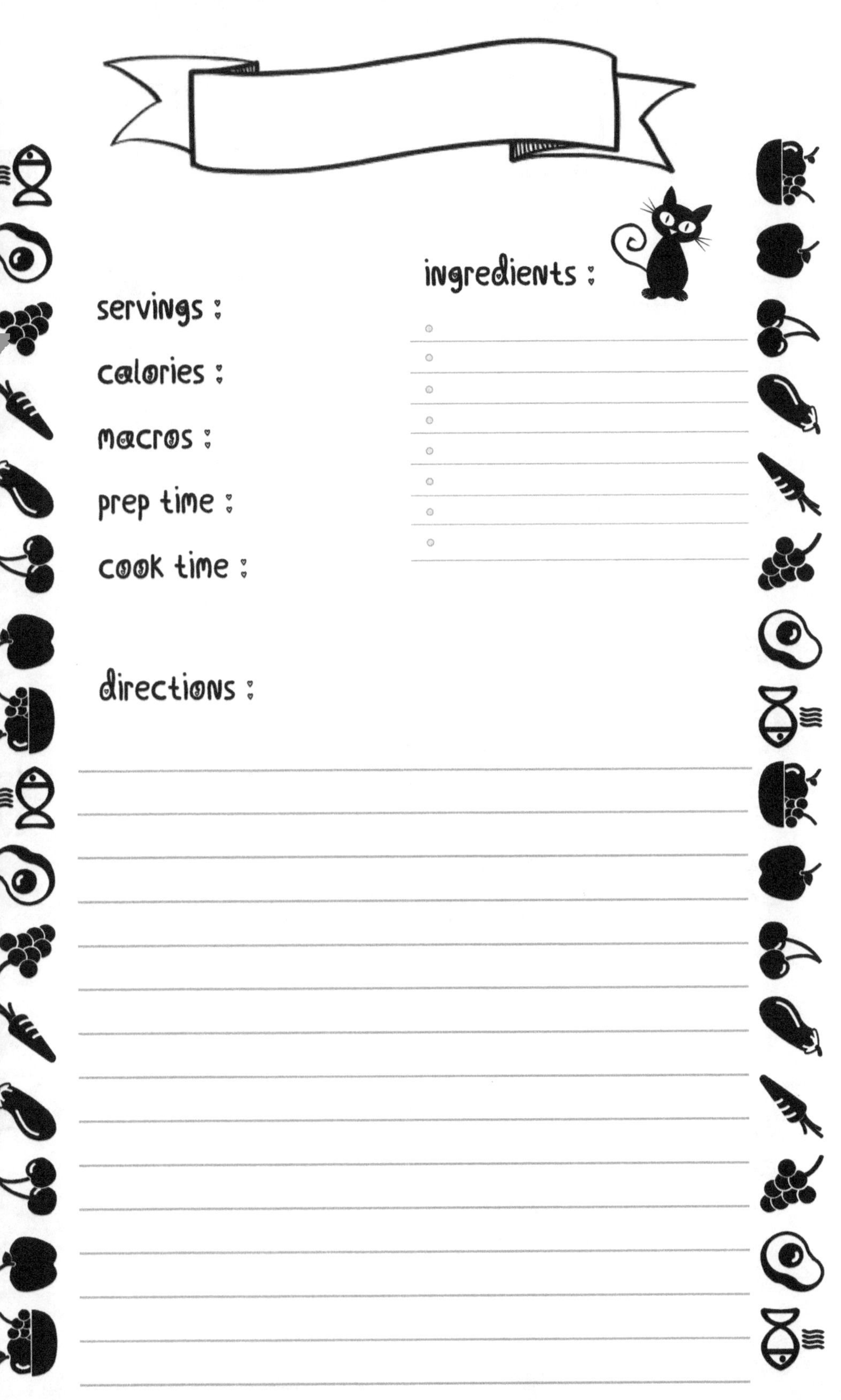

servings :

calories :

macros :

prep time :

cook time :

ingredients :

directions :

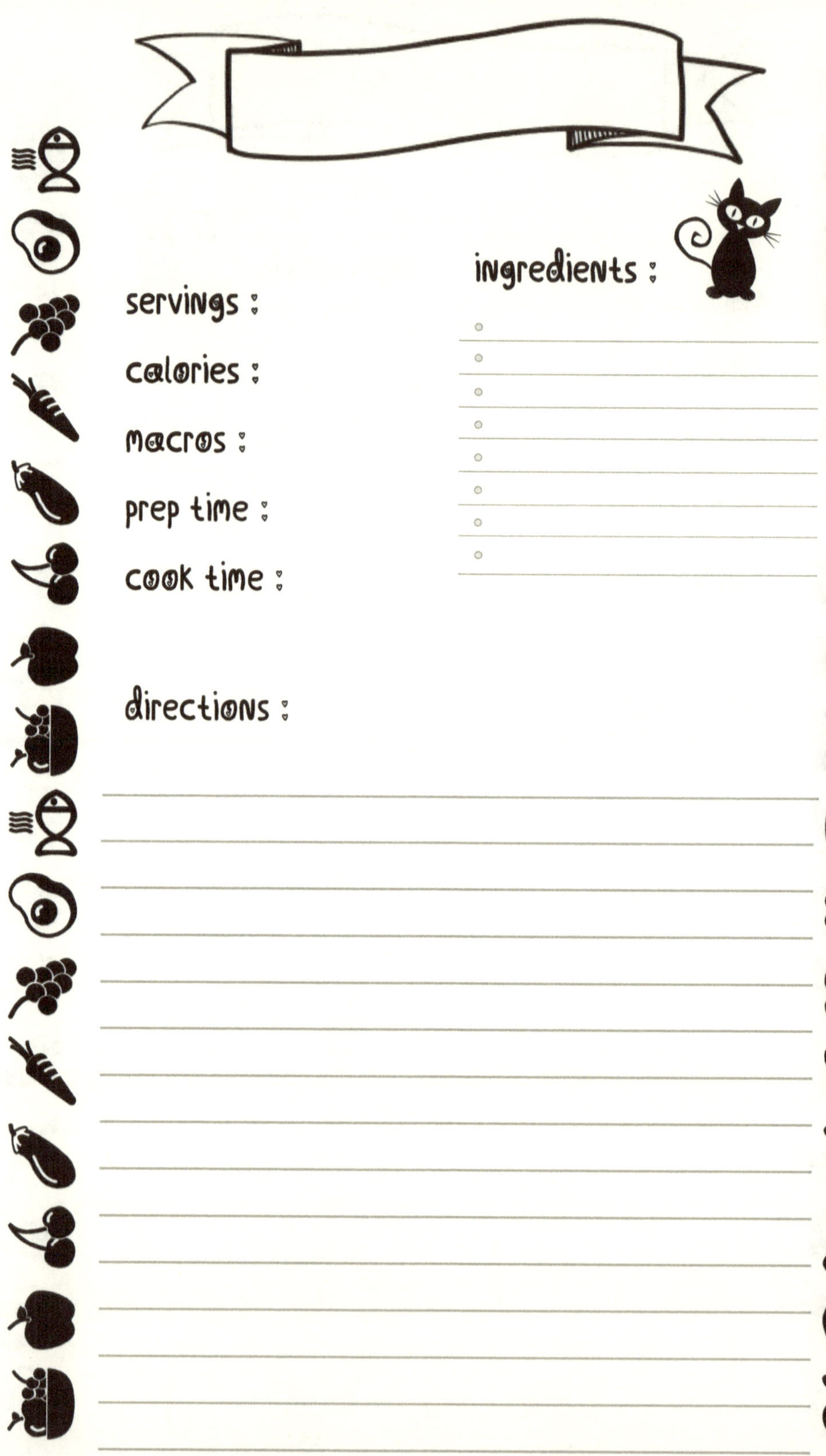

servings :
calories :
macros :
prep time :
cook time :

directions :

ingredients :

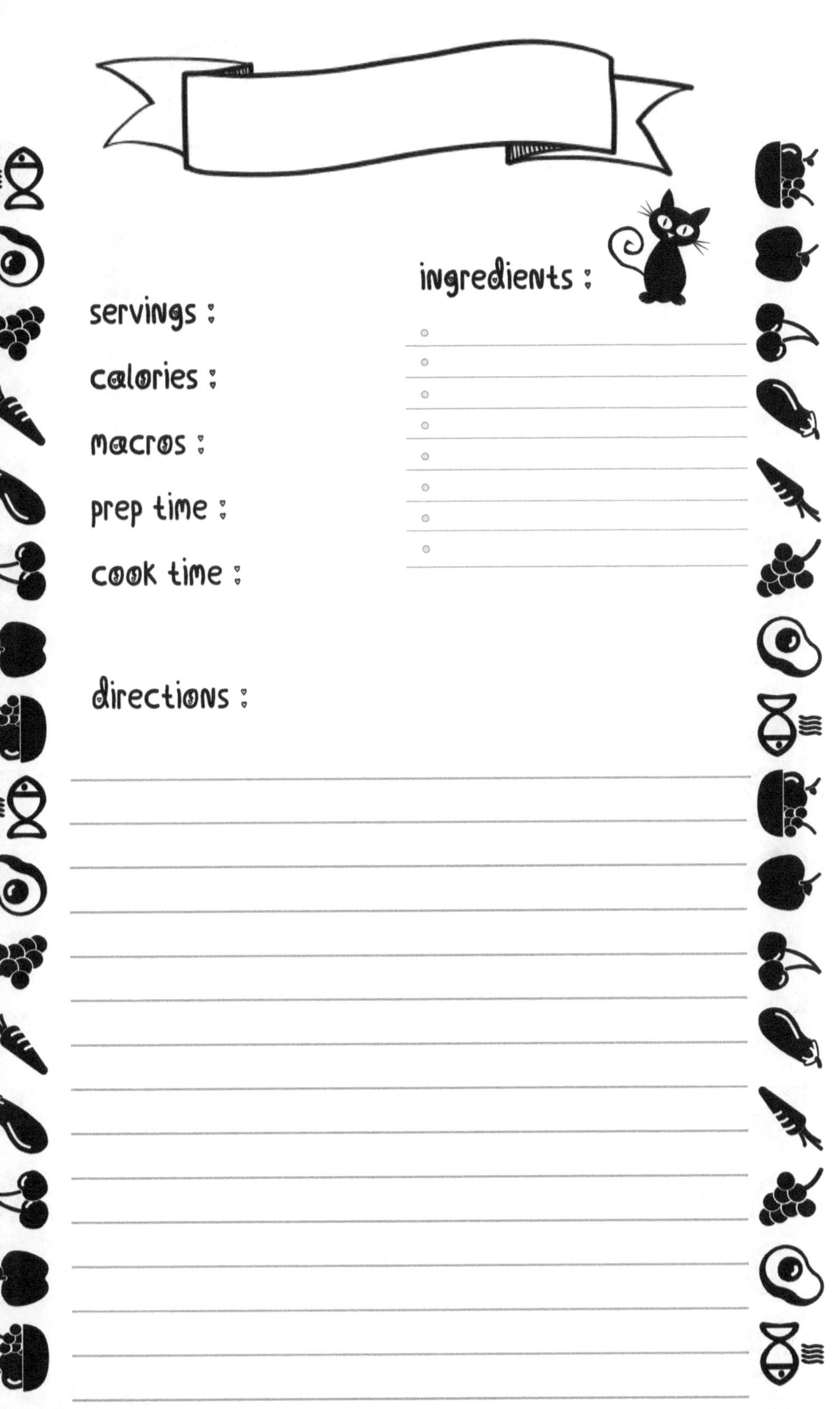

servings :
calories :
macros :
prep time :
cook time :

directions :

ingredients :

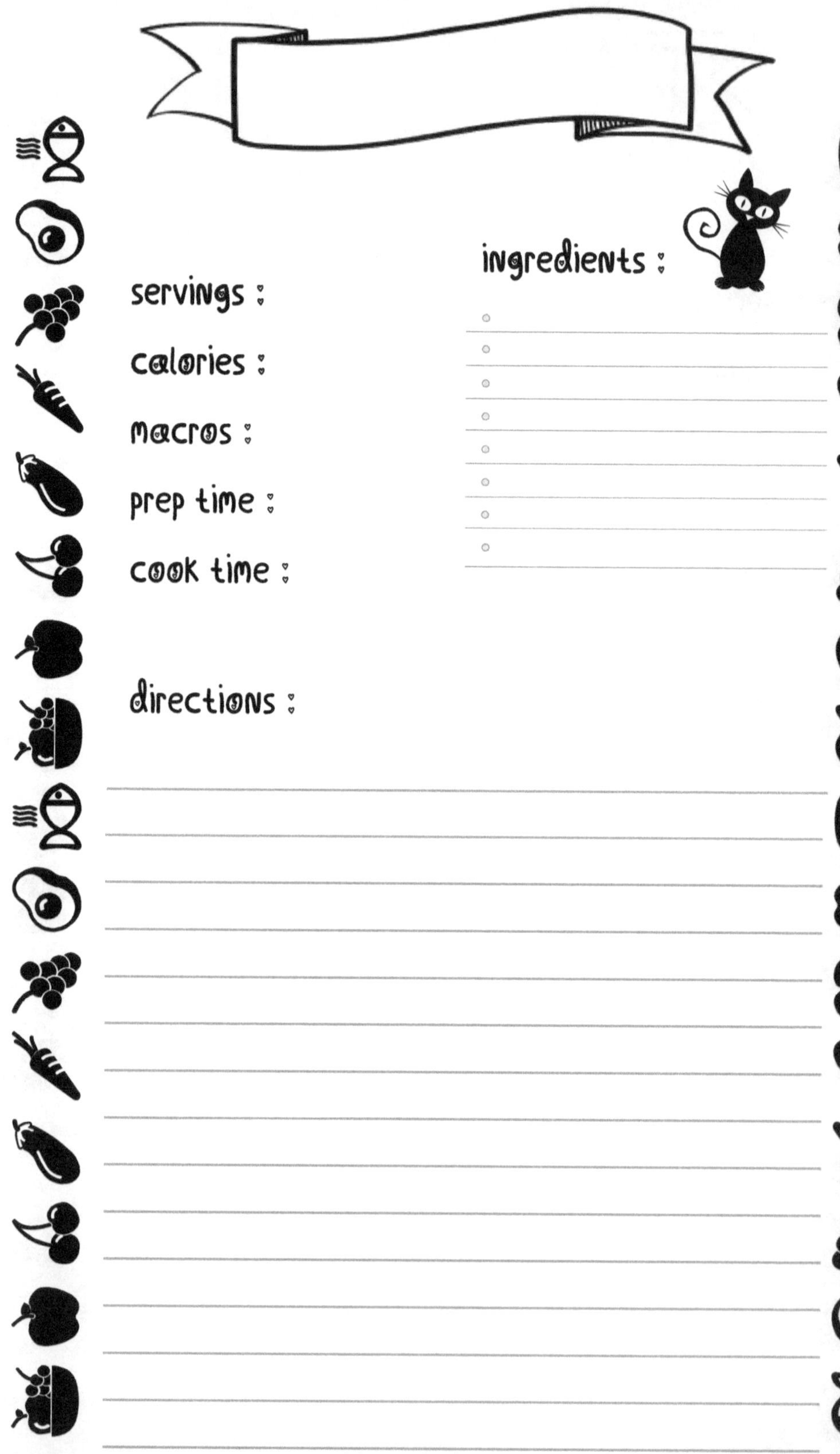

servings :

calories :

macros :

prep time :

cook time :

ingredients :

directions :

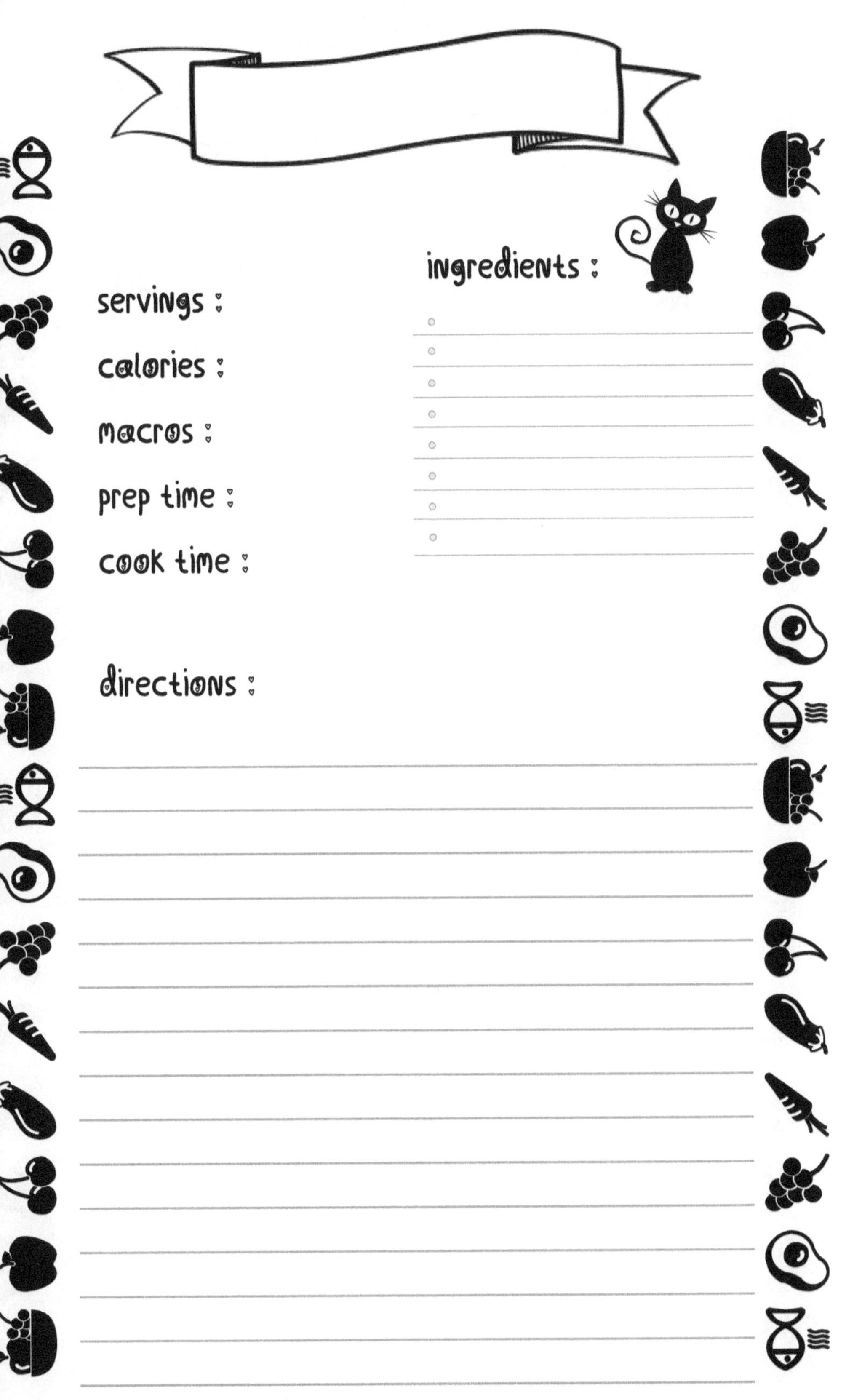
ingredients :

servings :
calories :
macros :
prep time :
cook time :

directions :

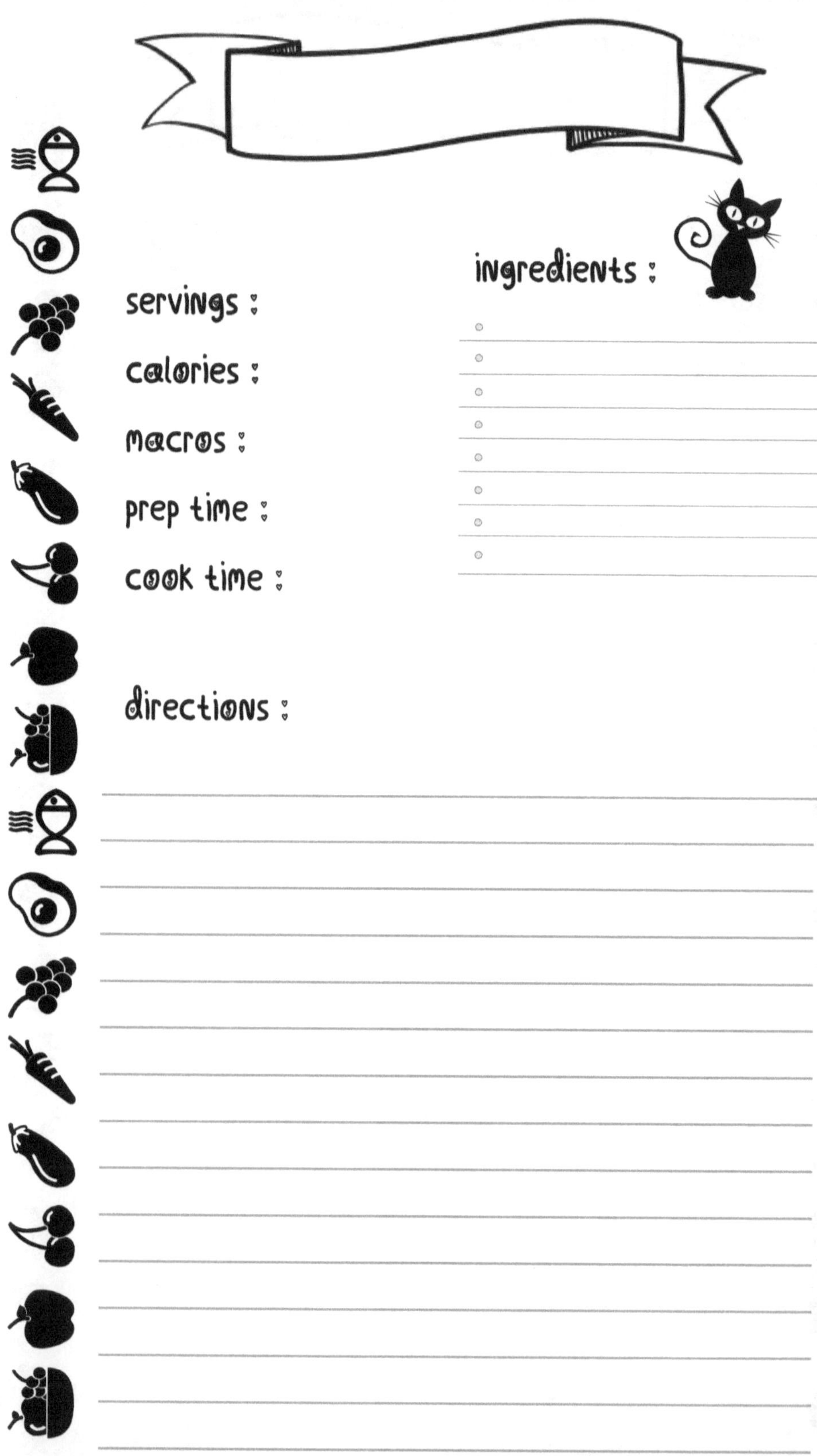

servings :

calories :

macros :

prep time :

cook time :

ingredients :

directions :

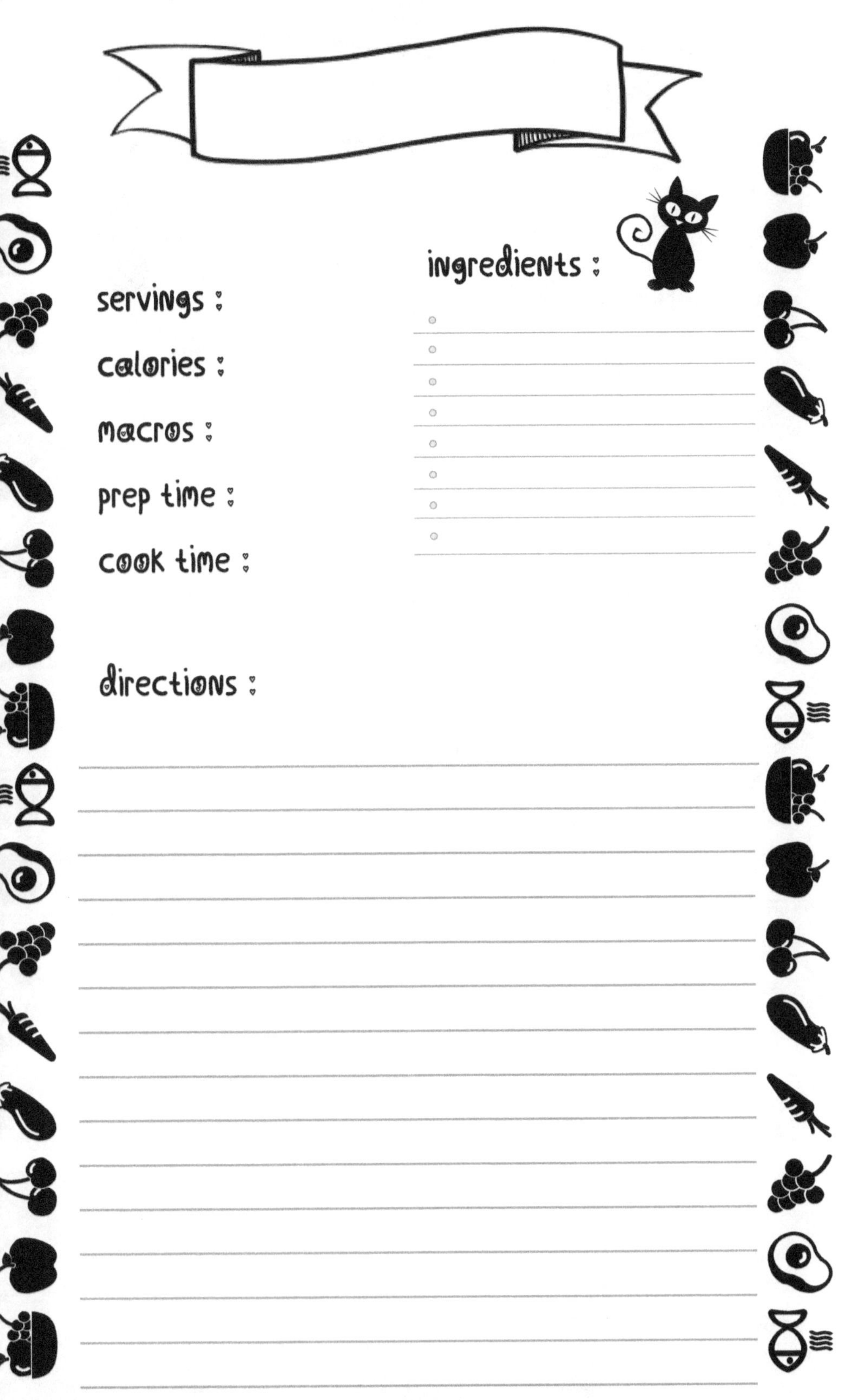

servings :

calories :

macros :

prep time :

cook time :

ingredients :

-
-
-
-
-
-
-
-

directions :

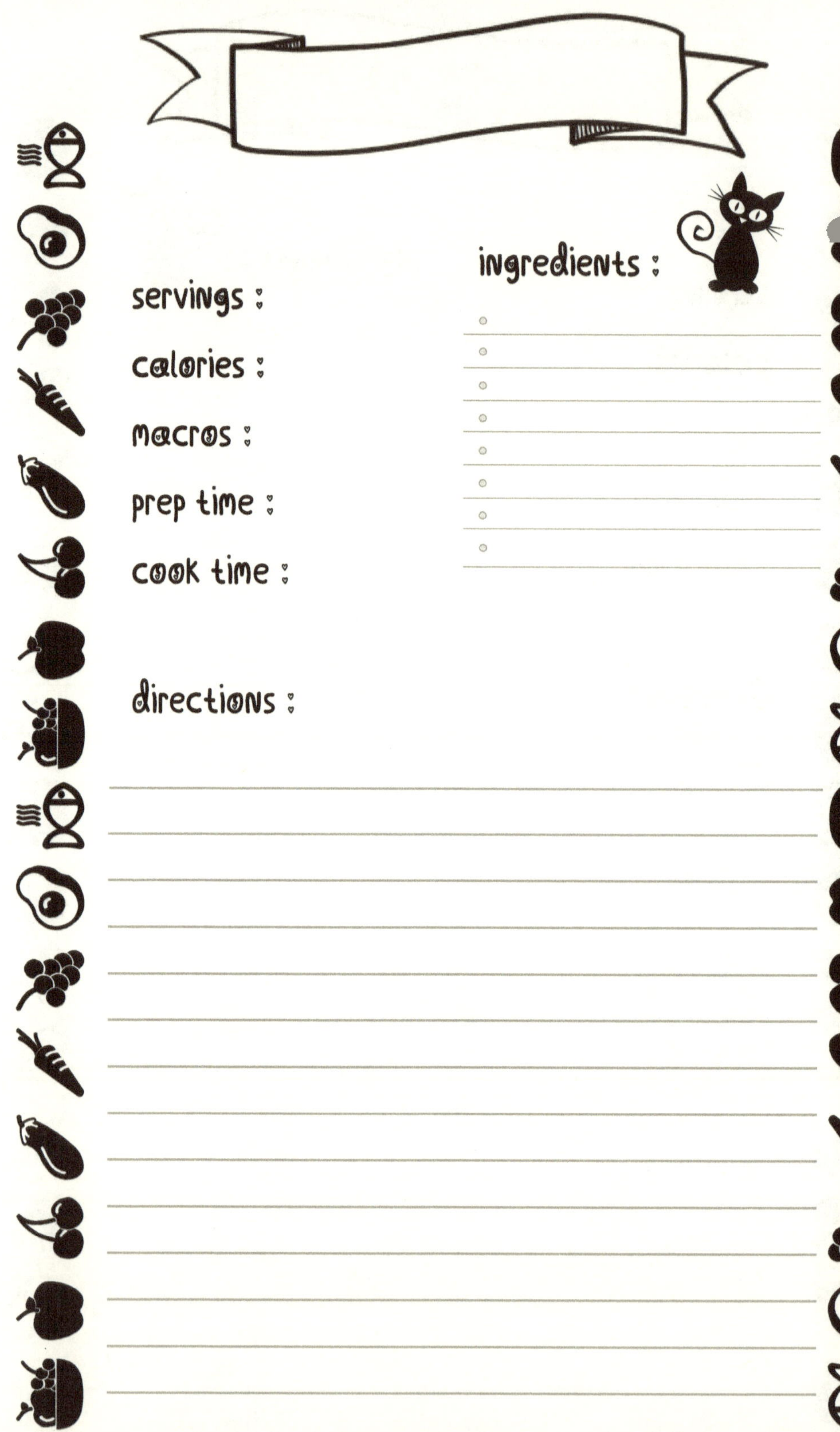

ingredients :
servings :
calories :
macros :
prep time :
cook time :
directions :

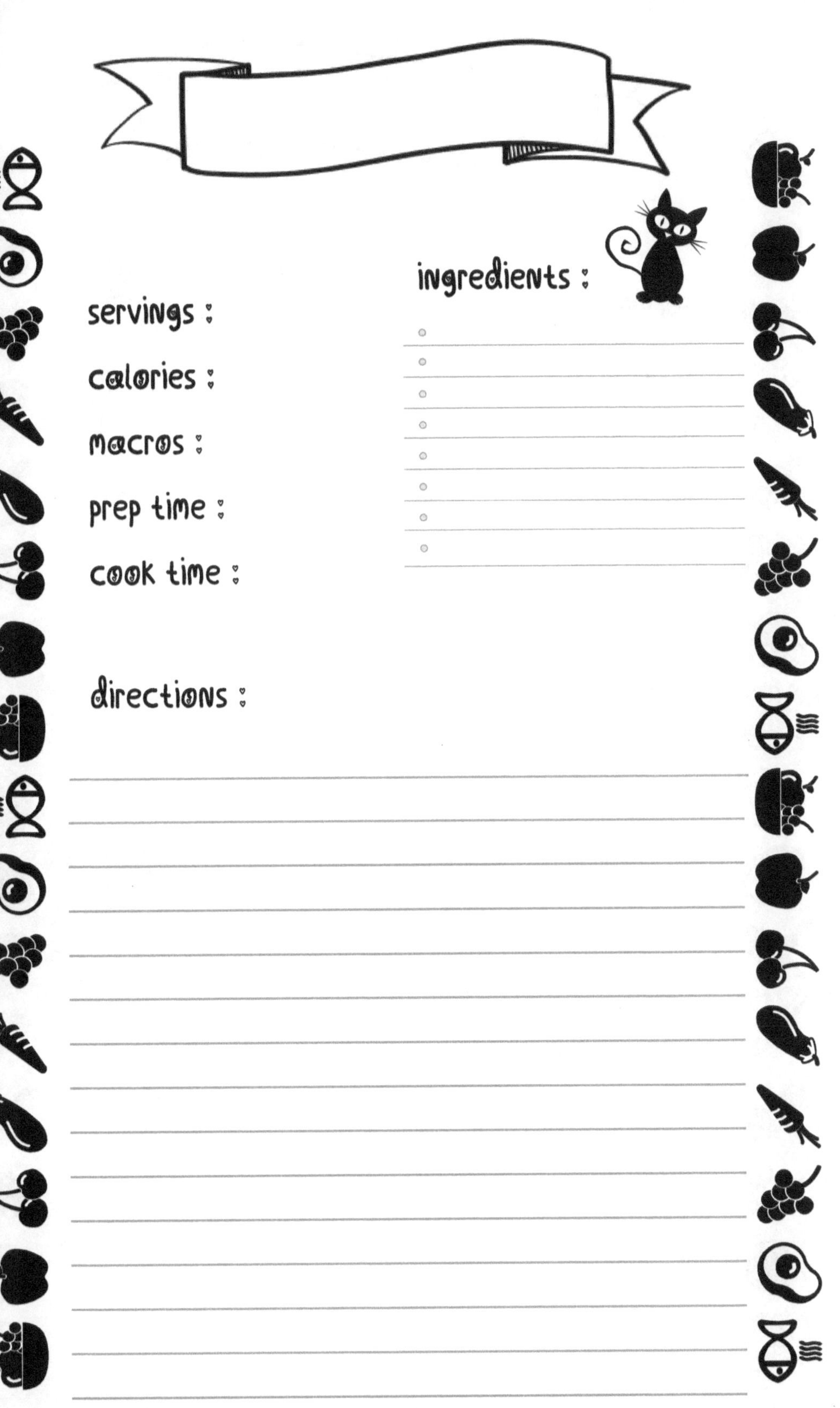

servings :

calories :

macros :

prep time :

cook time :

ingredients :

directions :

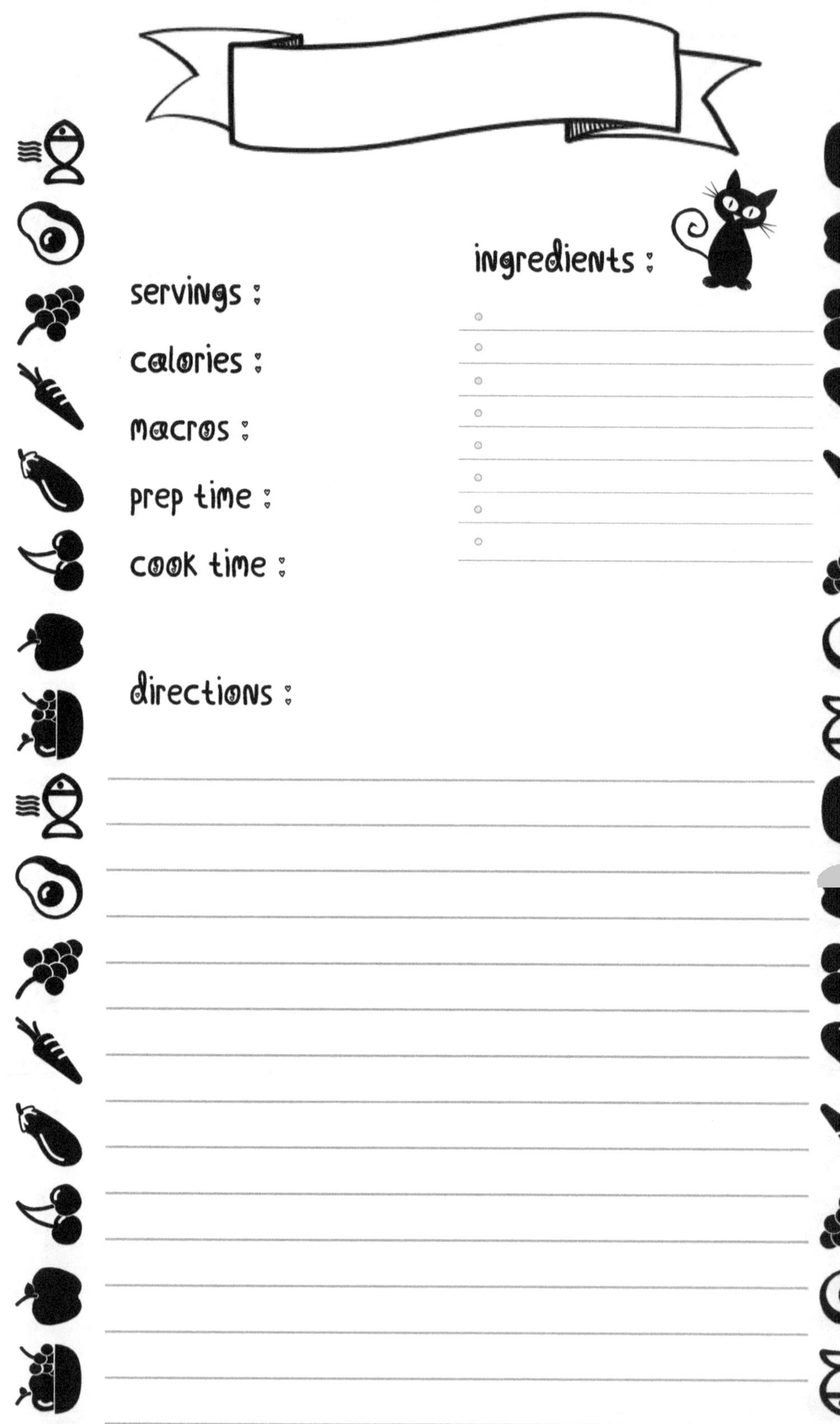

servings :

calories :

macros :

prep time :

cook time :

ingredients :

directions :

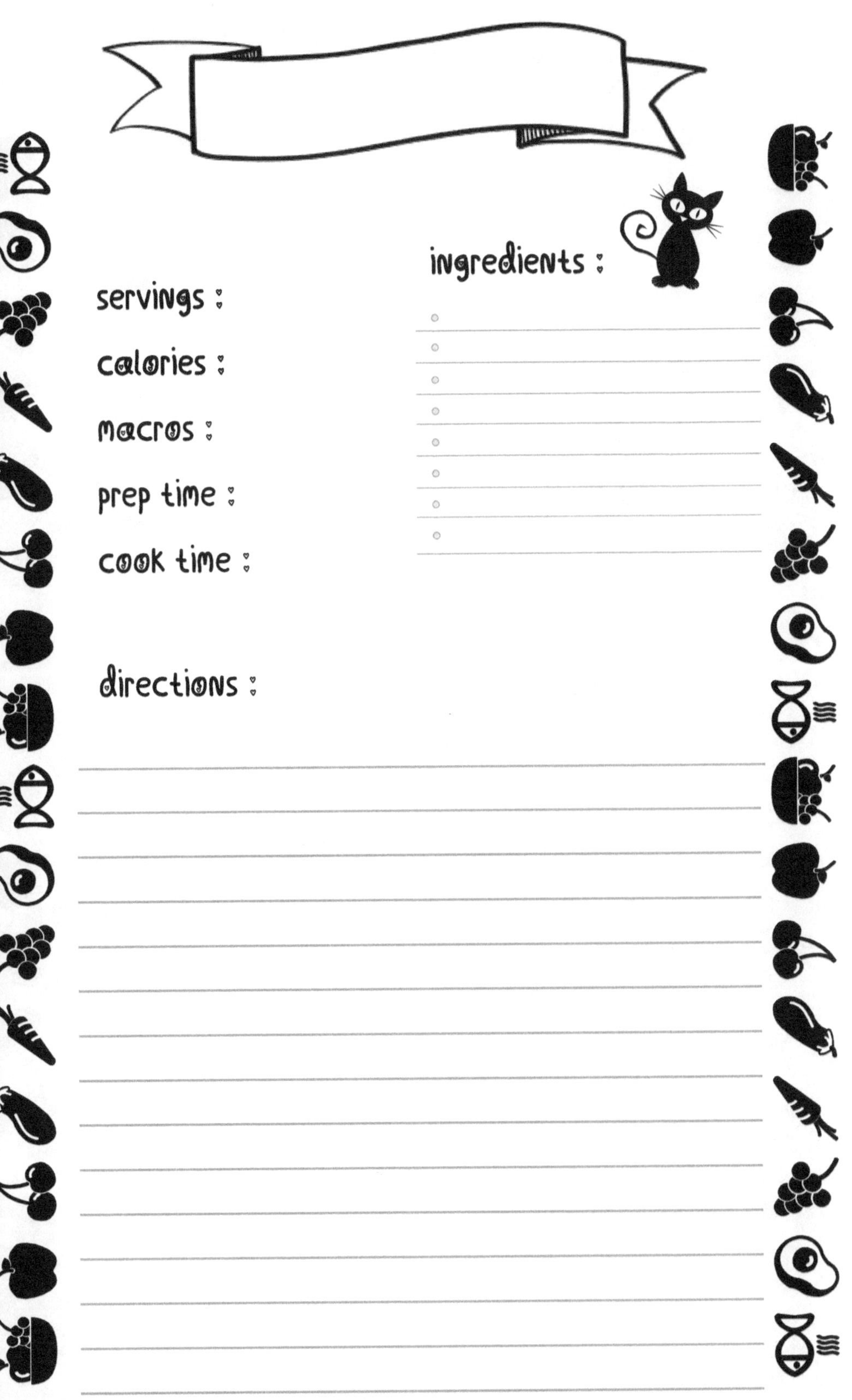

ingredients :
servings :
calories :
macros :
prep time :
cook time :
directions :

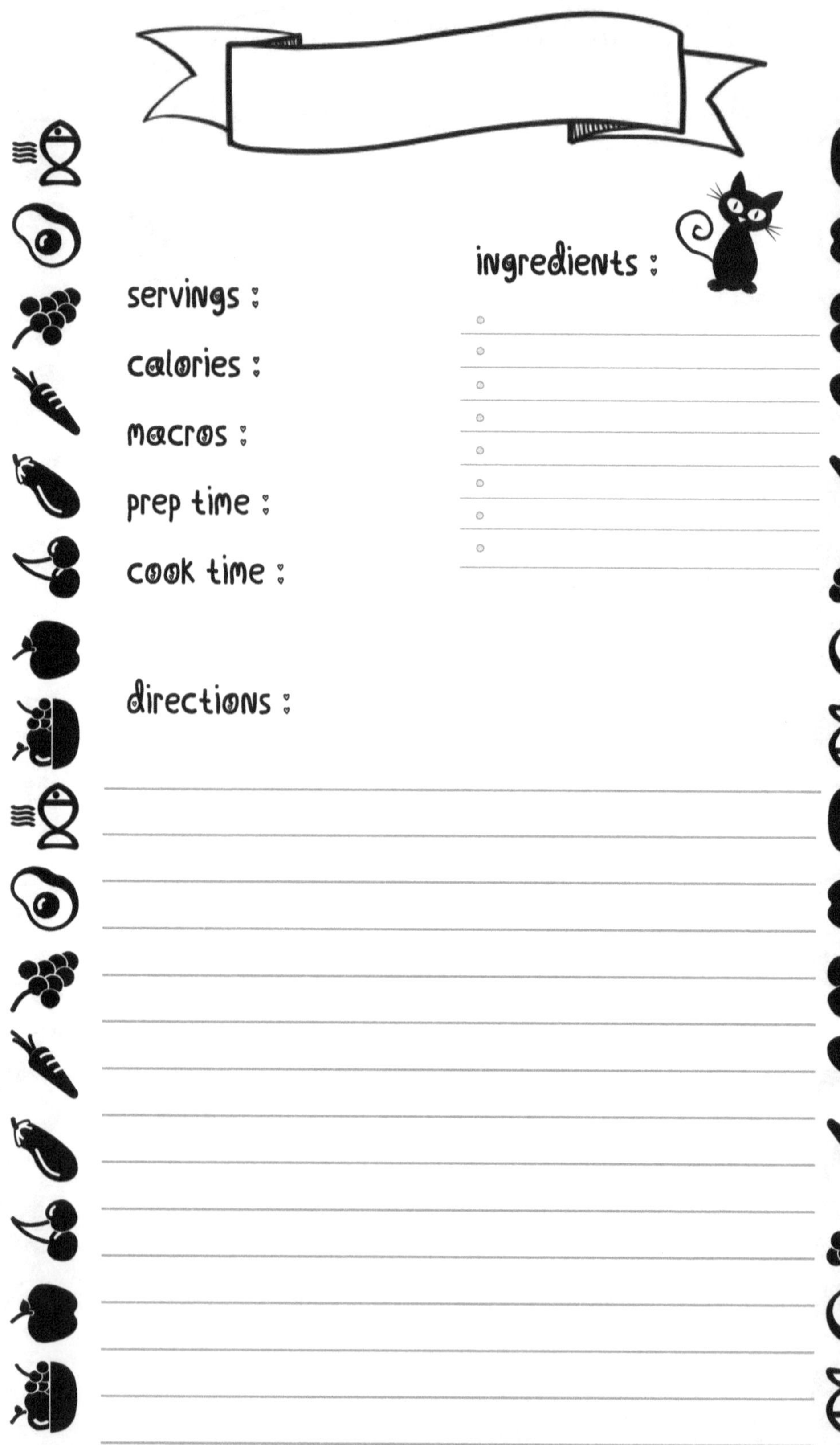

servings :

calories :

macros :

prep time :

cook time :

directions :

ingredients :

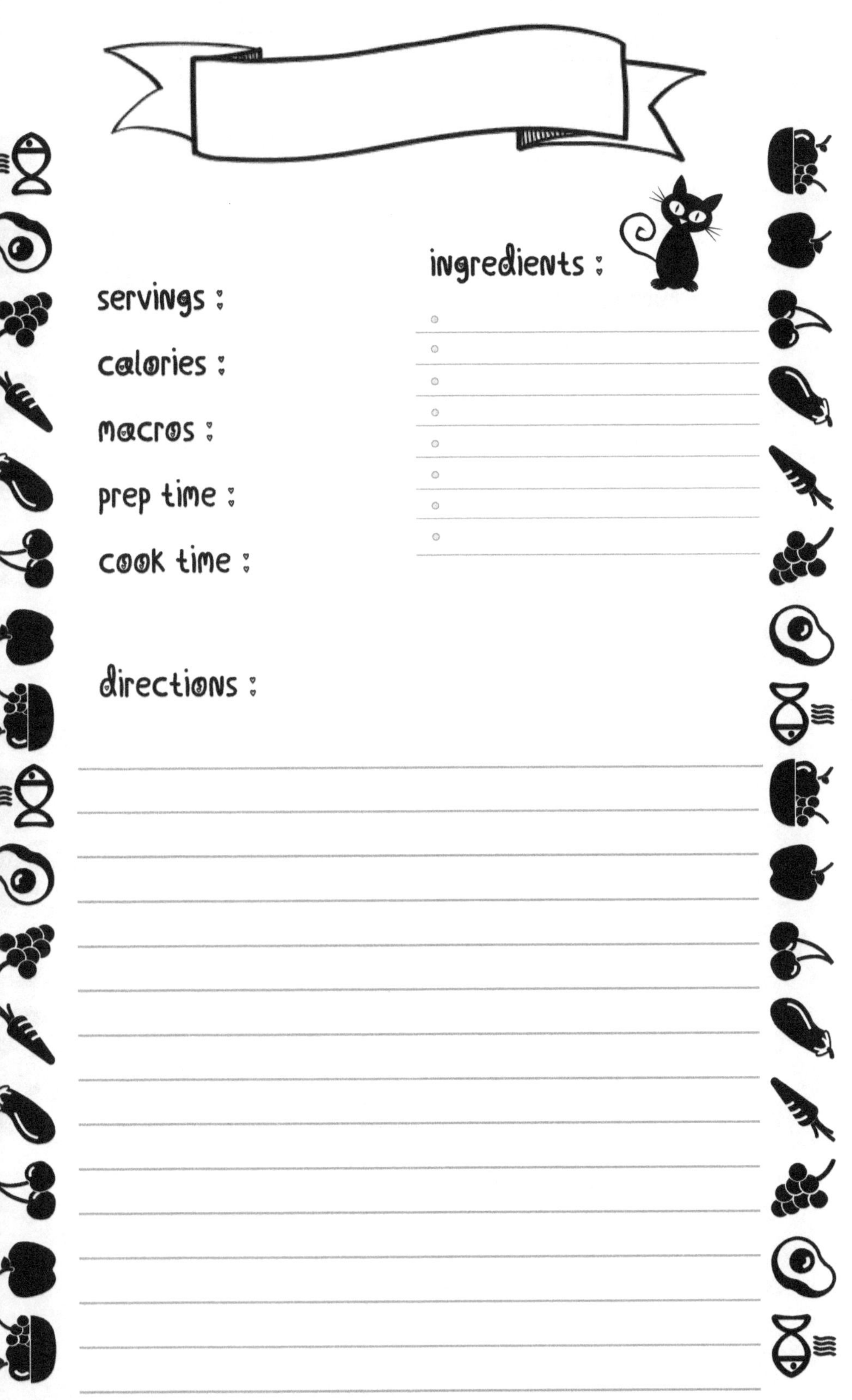

servings :

calories :

macros :

prep time :

cook time :

ingredients :

directions :

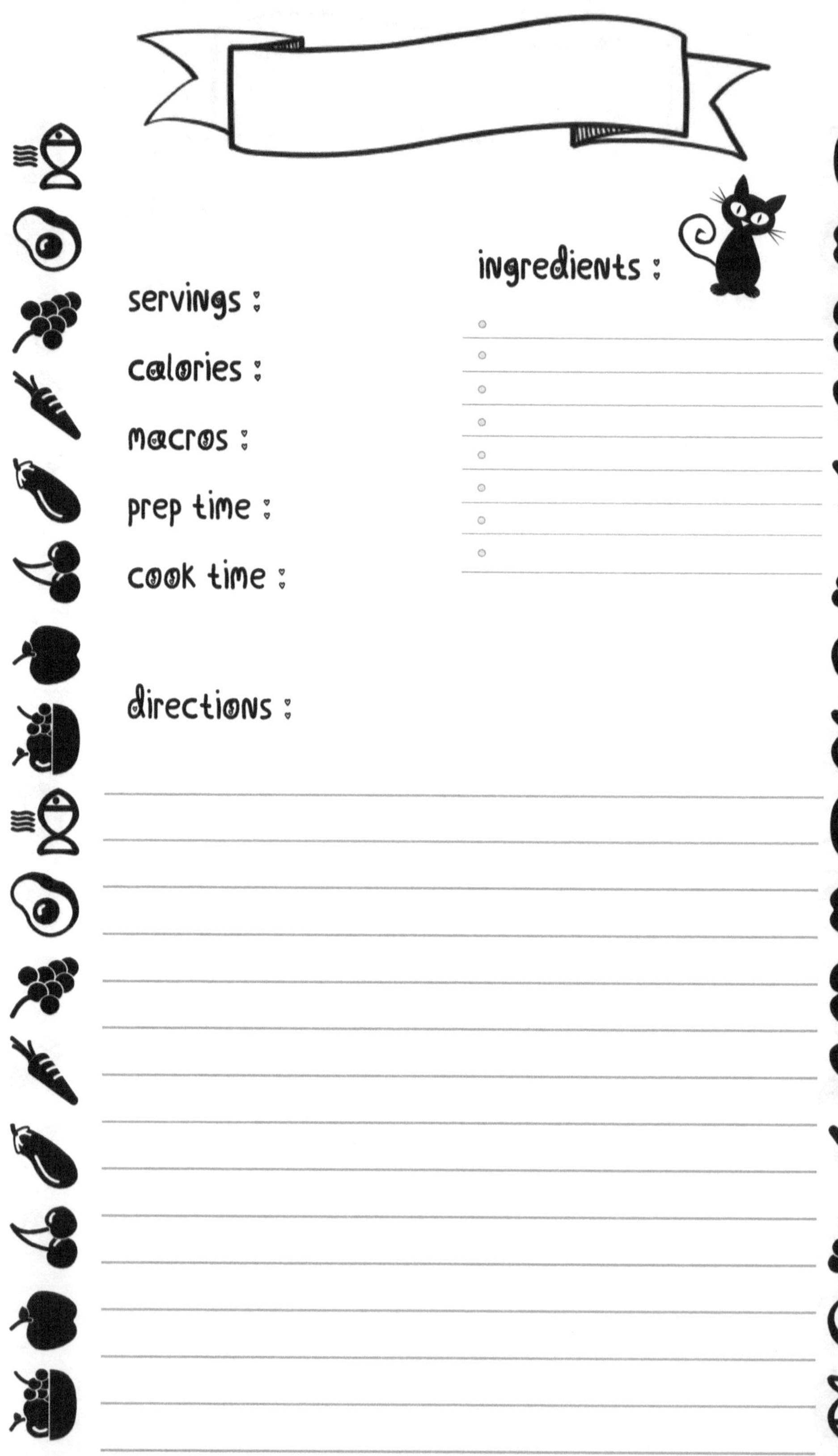

servings :

calories :

macros :

prep time :

cook time :

ingredients :

directions :

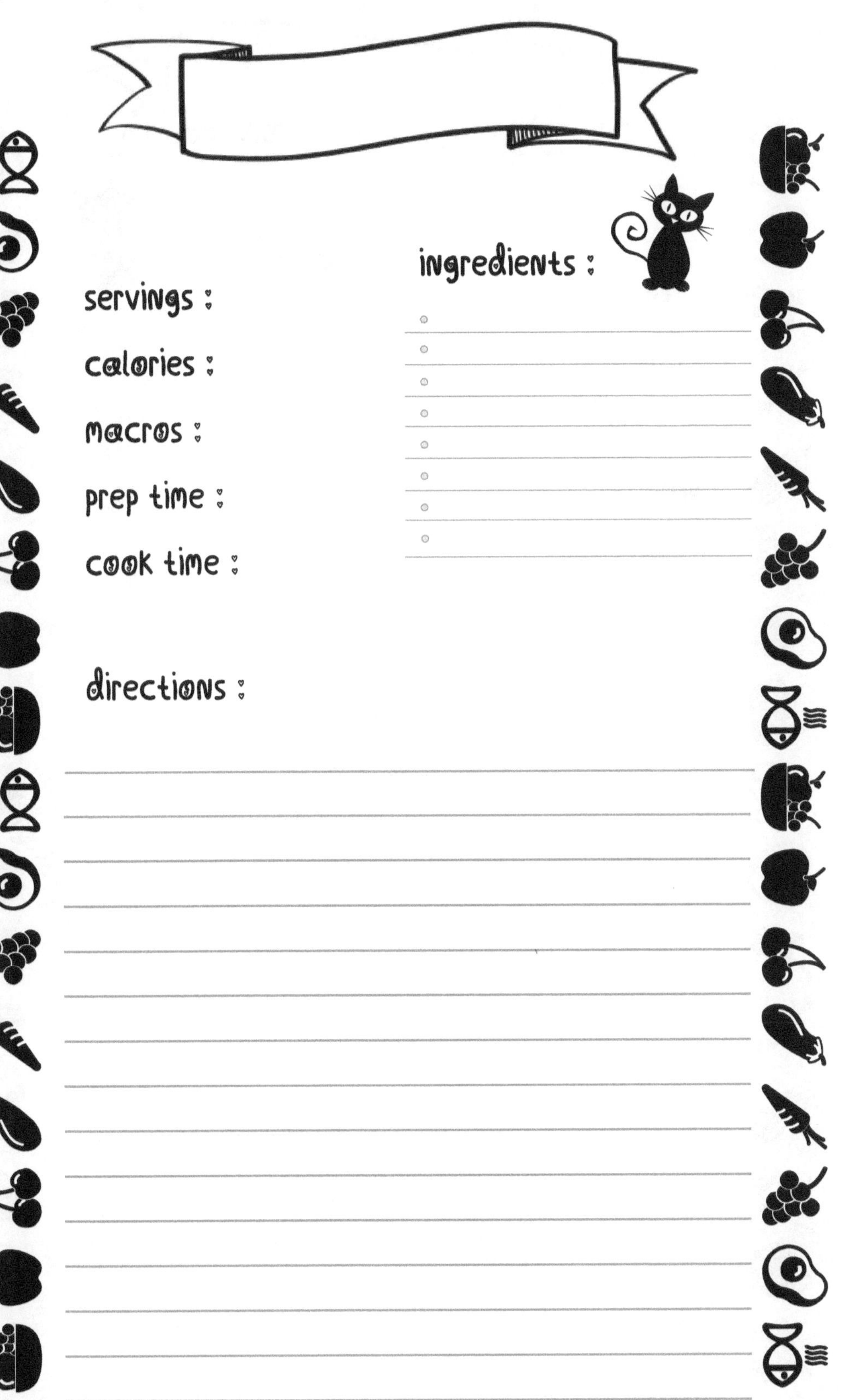
servings :
calories :
macros :
prep time :
cook time :

directions :

ingredients :

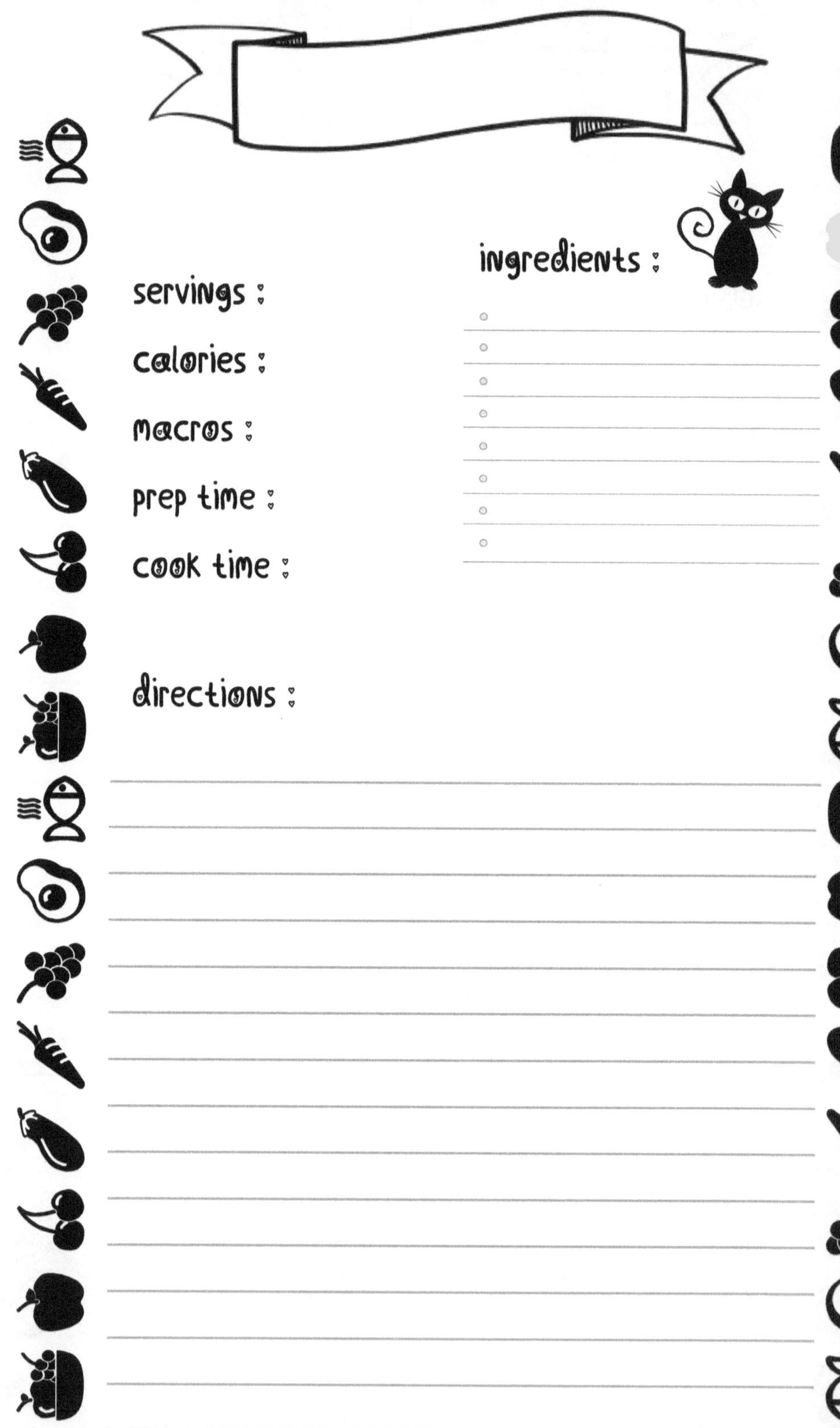

servings :

calories :

macros :

prep time :

cook time :

ingredients :

○
○
○
○
○
○
○
○

directions :

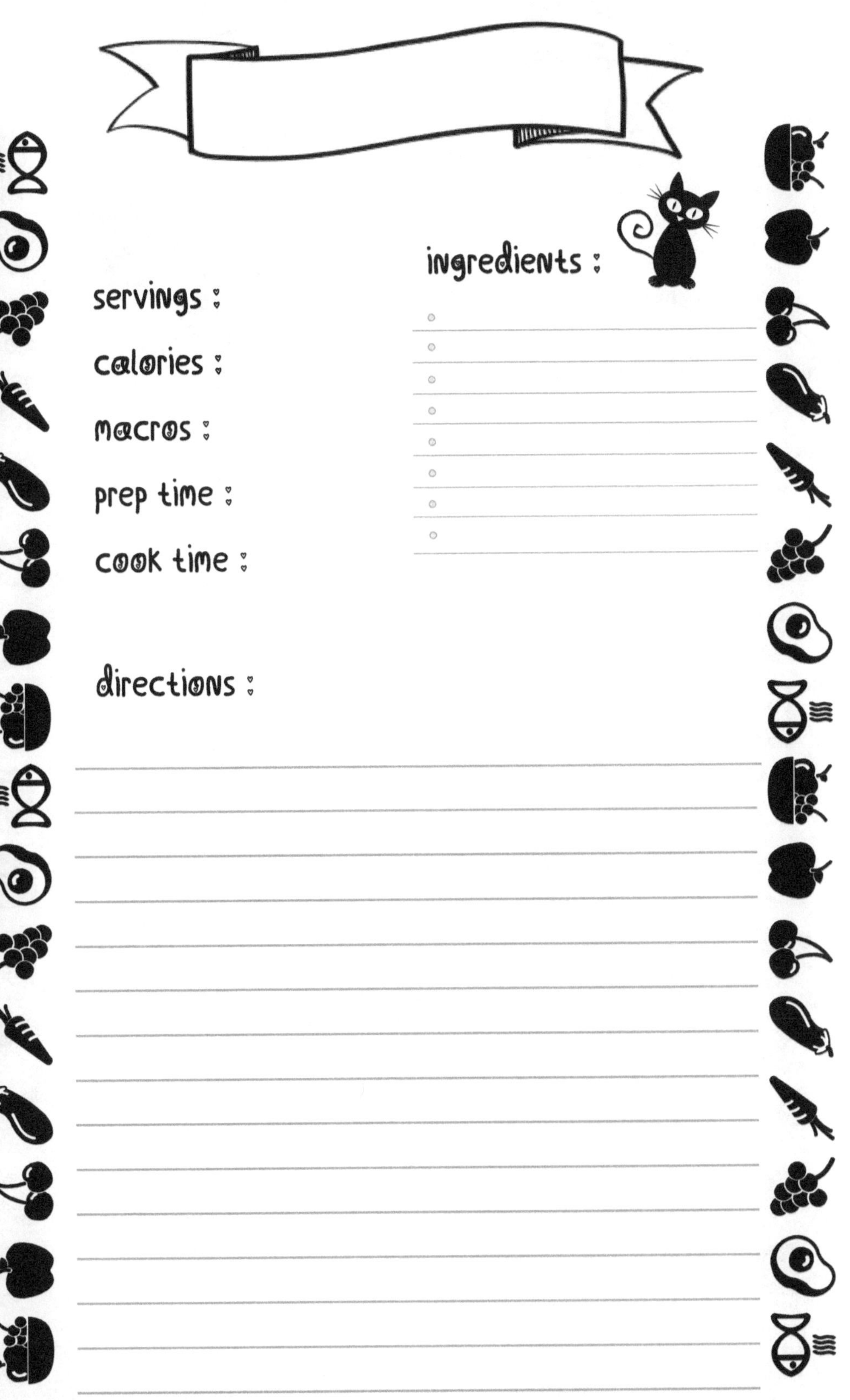

servings :

calories :

macros :

prep time :

cook time :

directions :

ingredients :

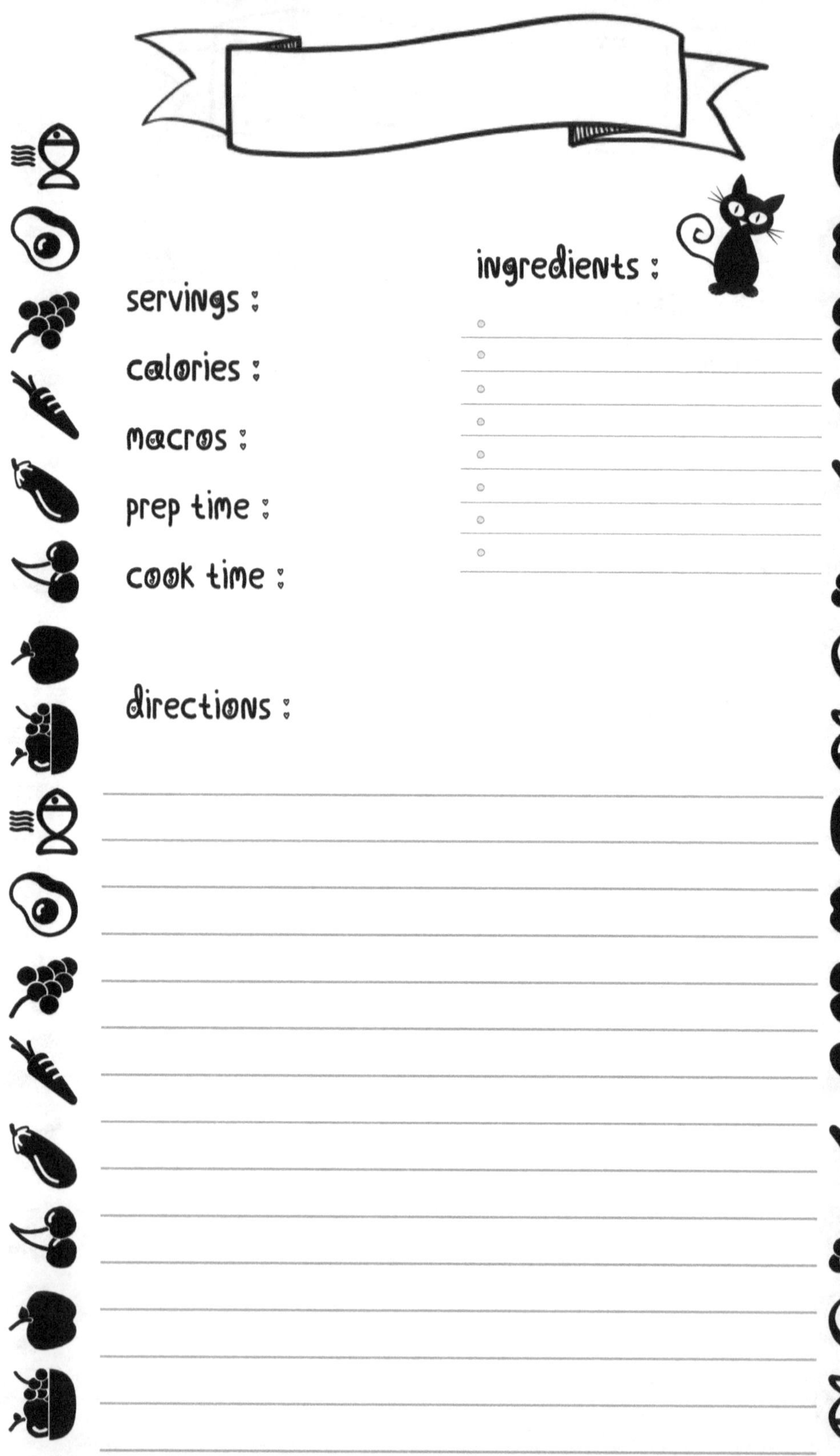
servings :
calories :
macros :
prep time :
cook time :

directions :

ingredients :

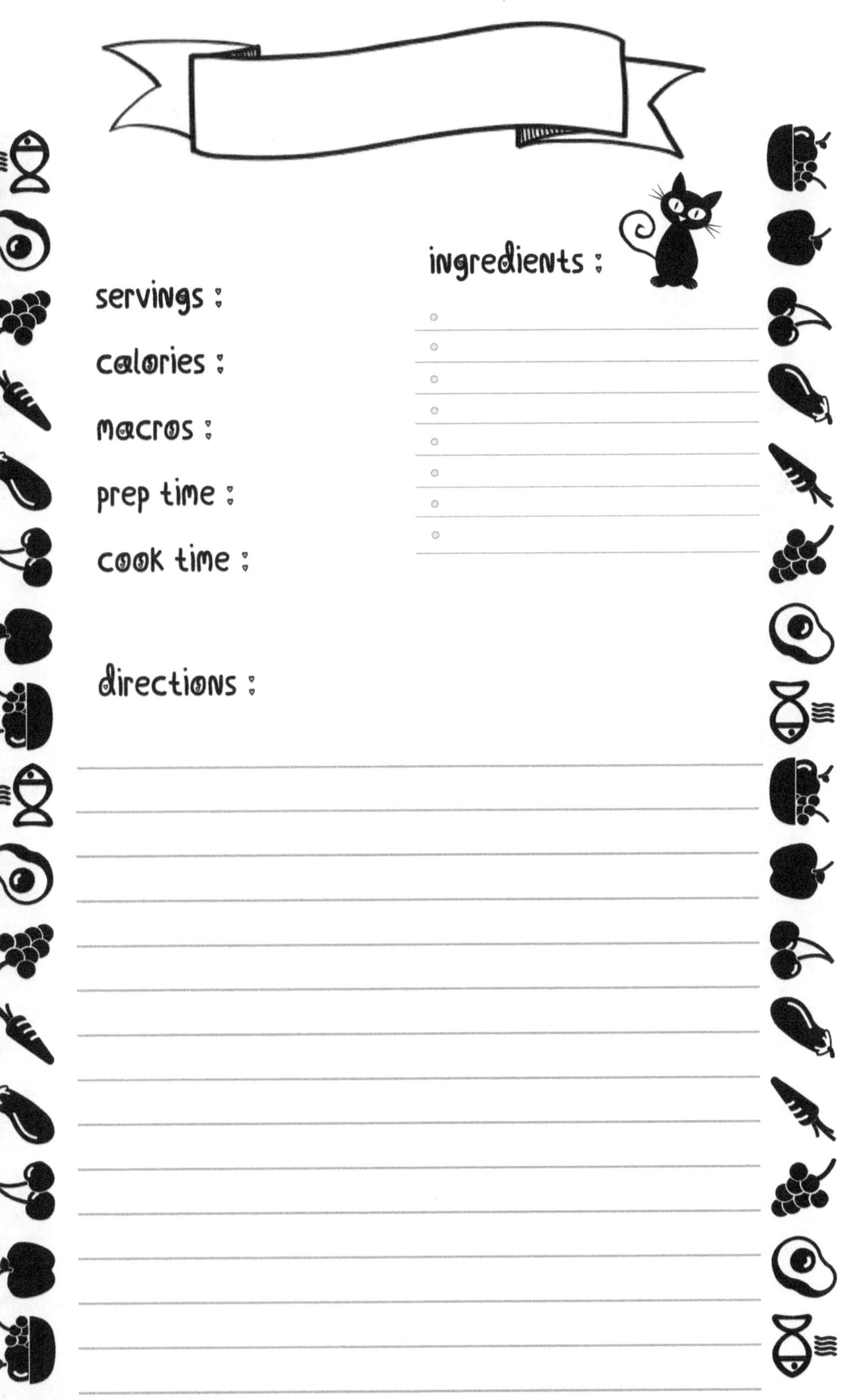

servings :
calories :
macros :
prep time :
cook time :
directions :
ingredients :

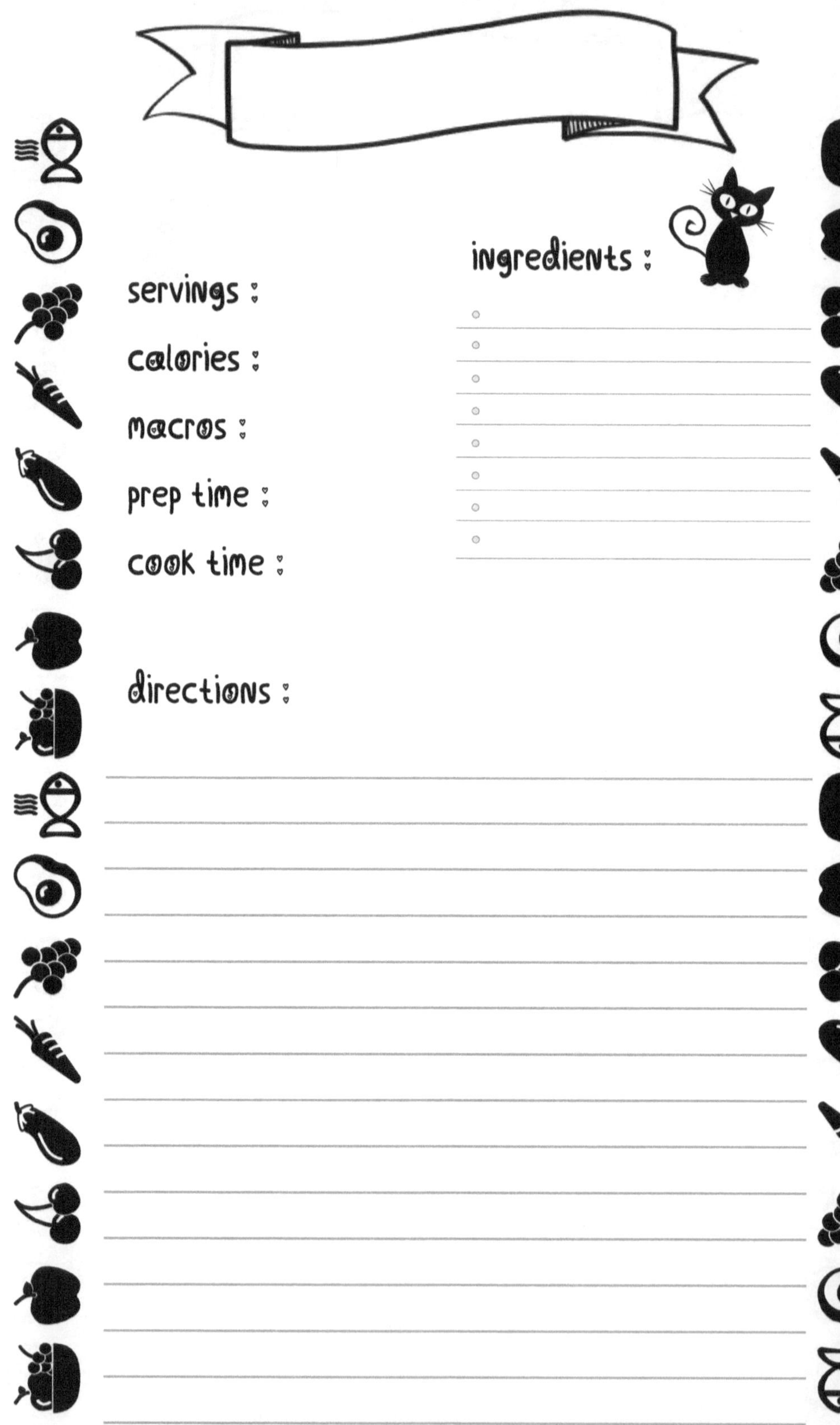

servings :
calories :
macros :
prep time :
cook time :
directions :
ingredients :

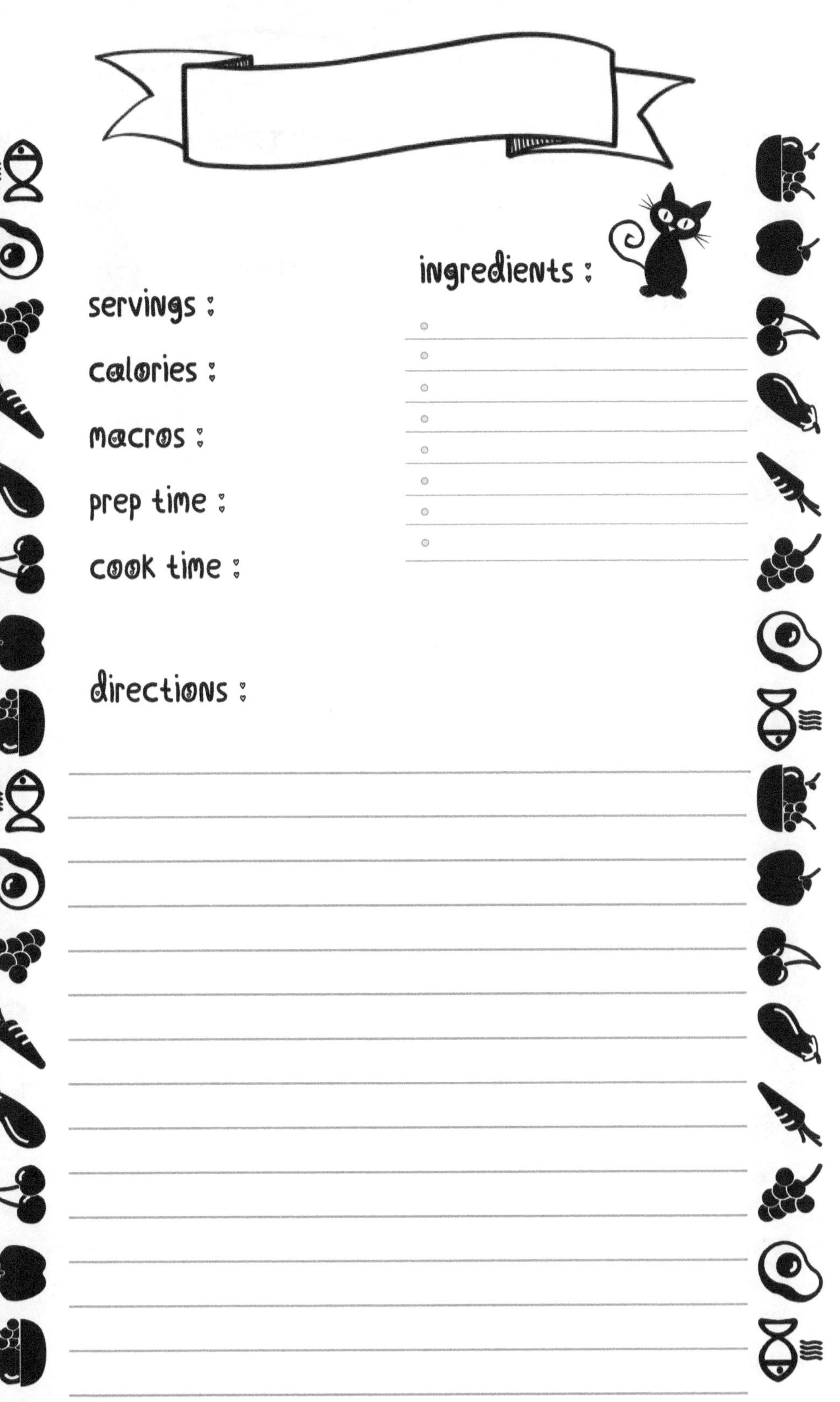

servings :

calories :

macros :

prep time :

cook time :

ingredients :

directions :

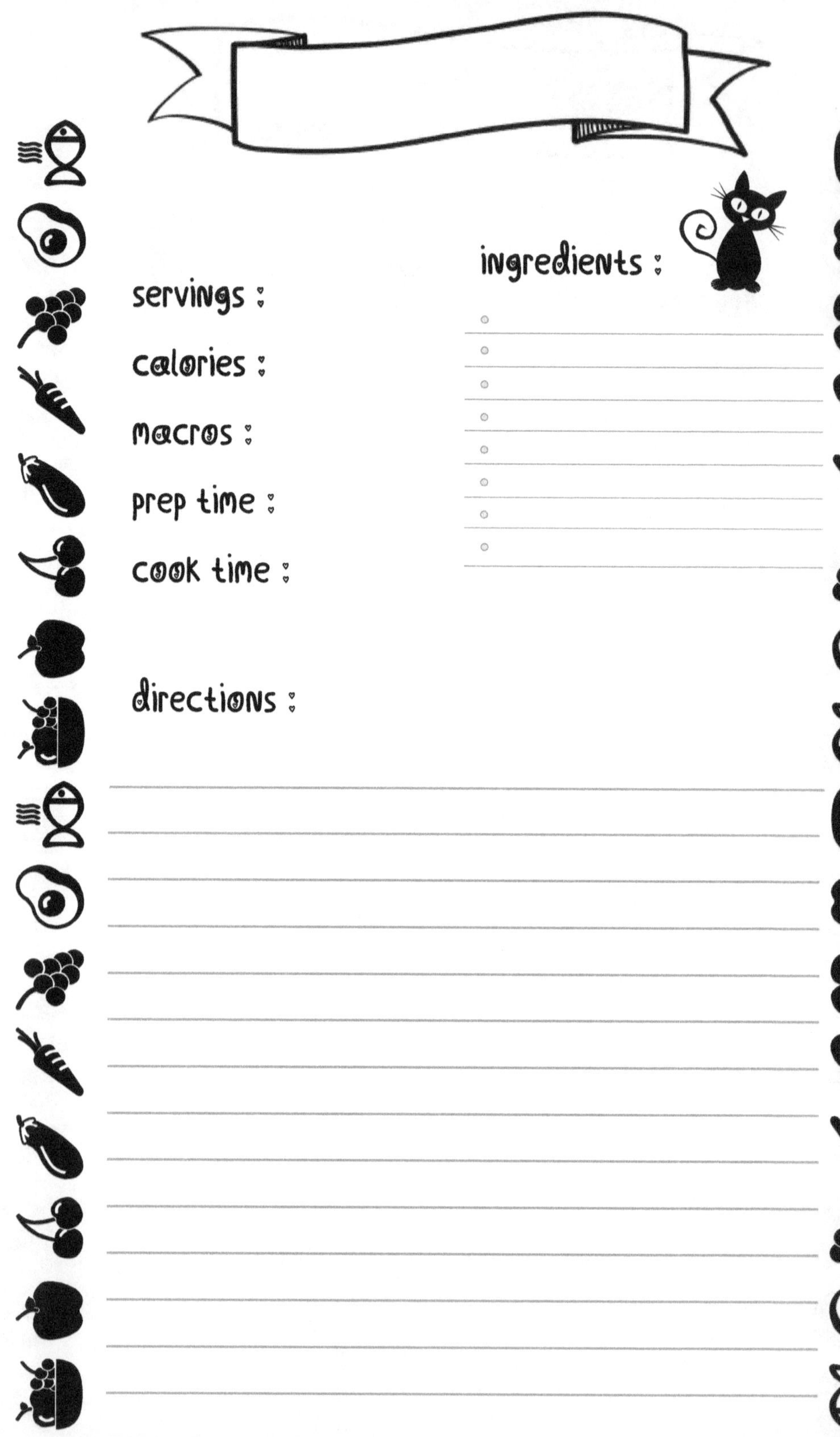

servings :

calories :

macros :

prep time :

cook time :

ingredients :

directions :

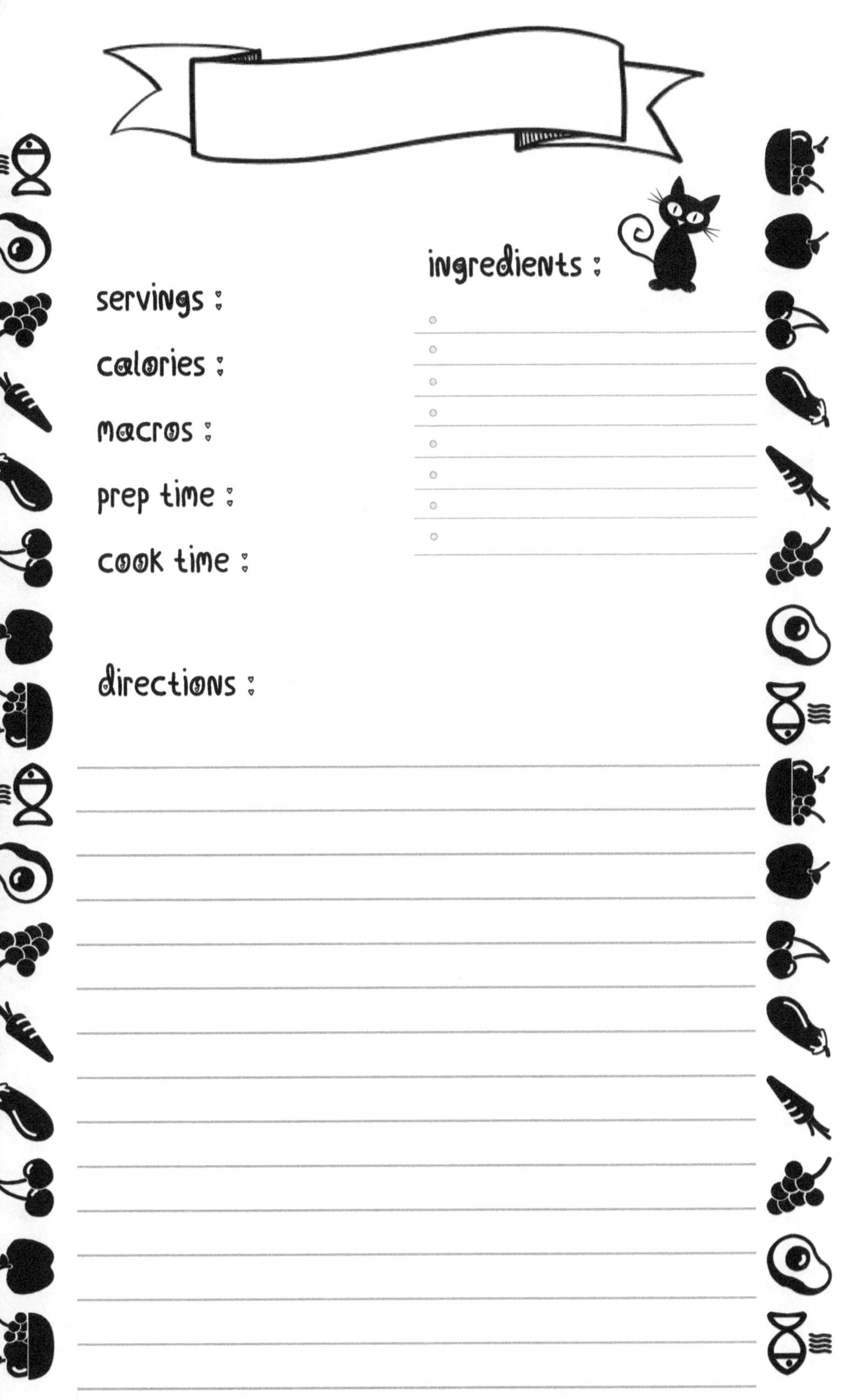

ingredients :
servings :
calories :
macros :
prep time :
cook time :
directions :

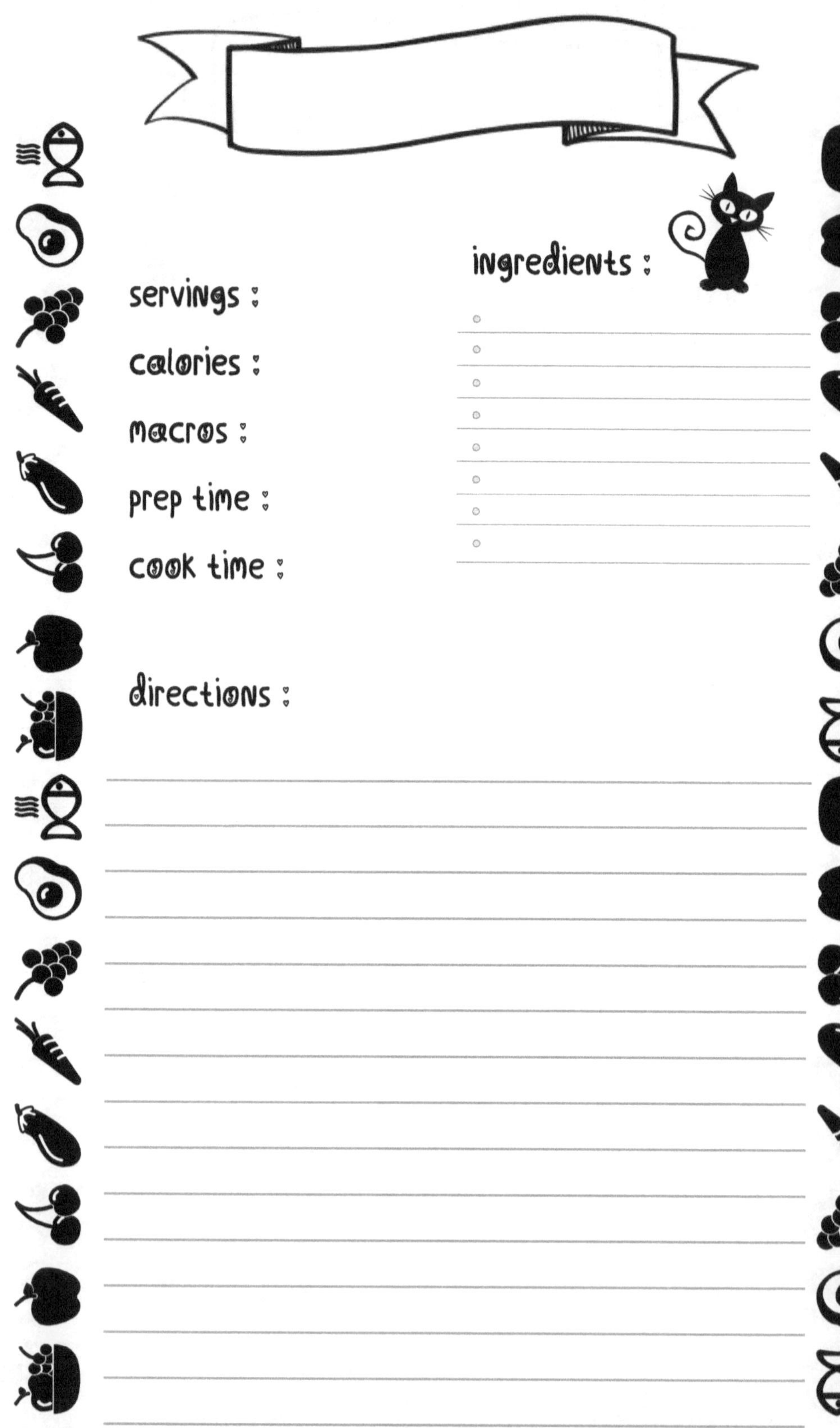

servings :

calories :

macros :

prep time :

cook time :

directions :

ingredients :
○
○
○
○
○
○
○
○

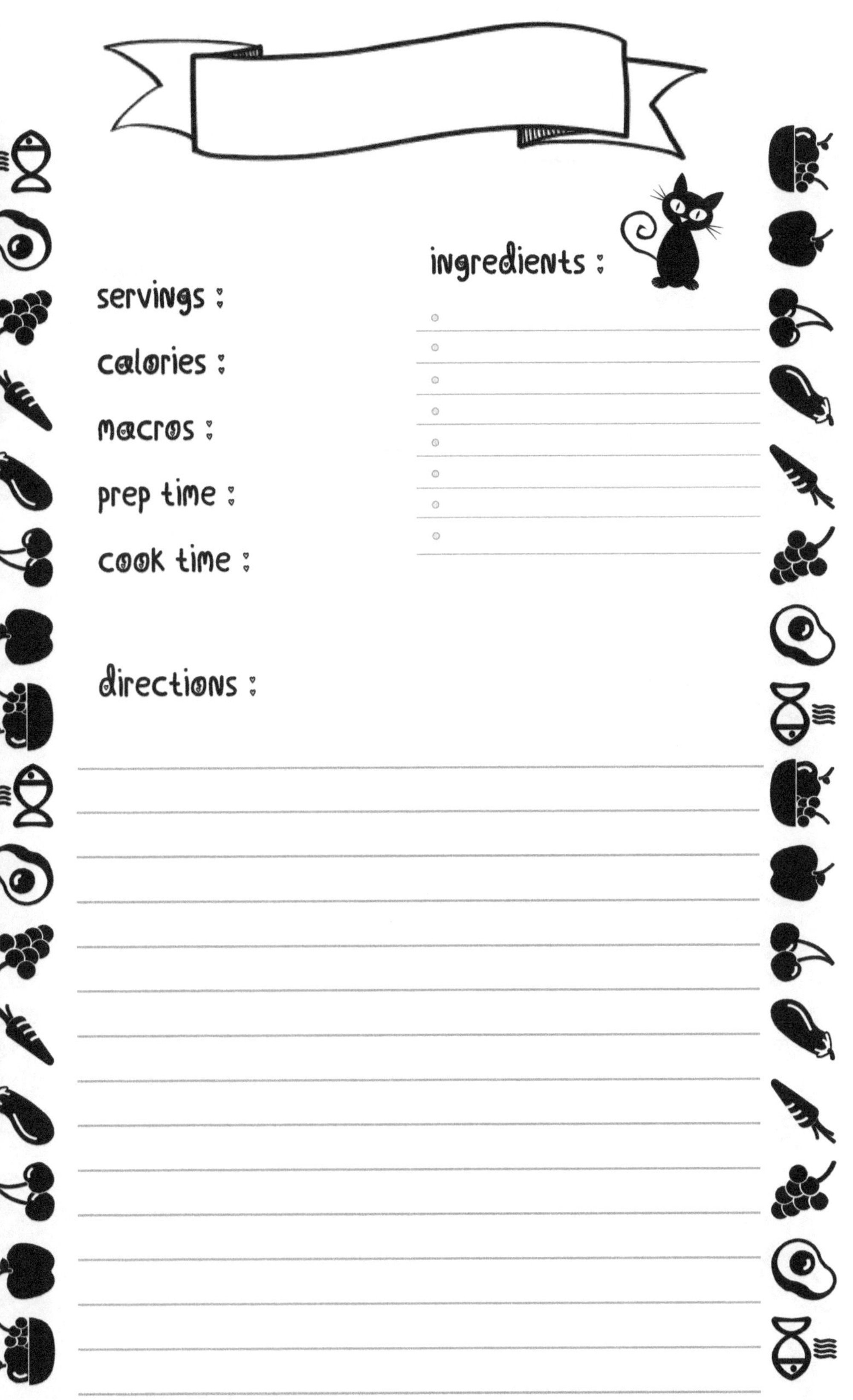

servings :

calories :

macros :

prep time :

cook time :

ingredients :

directions :

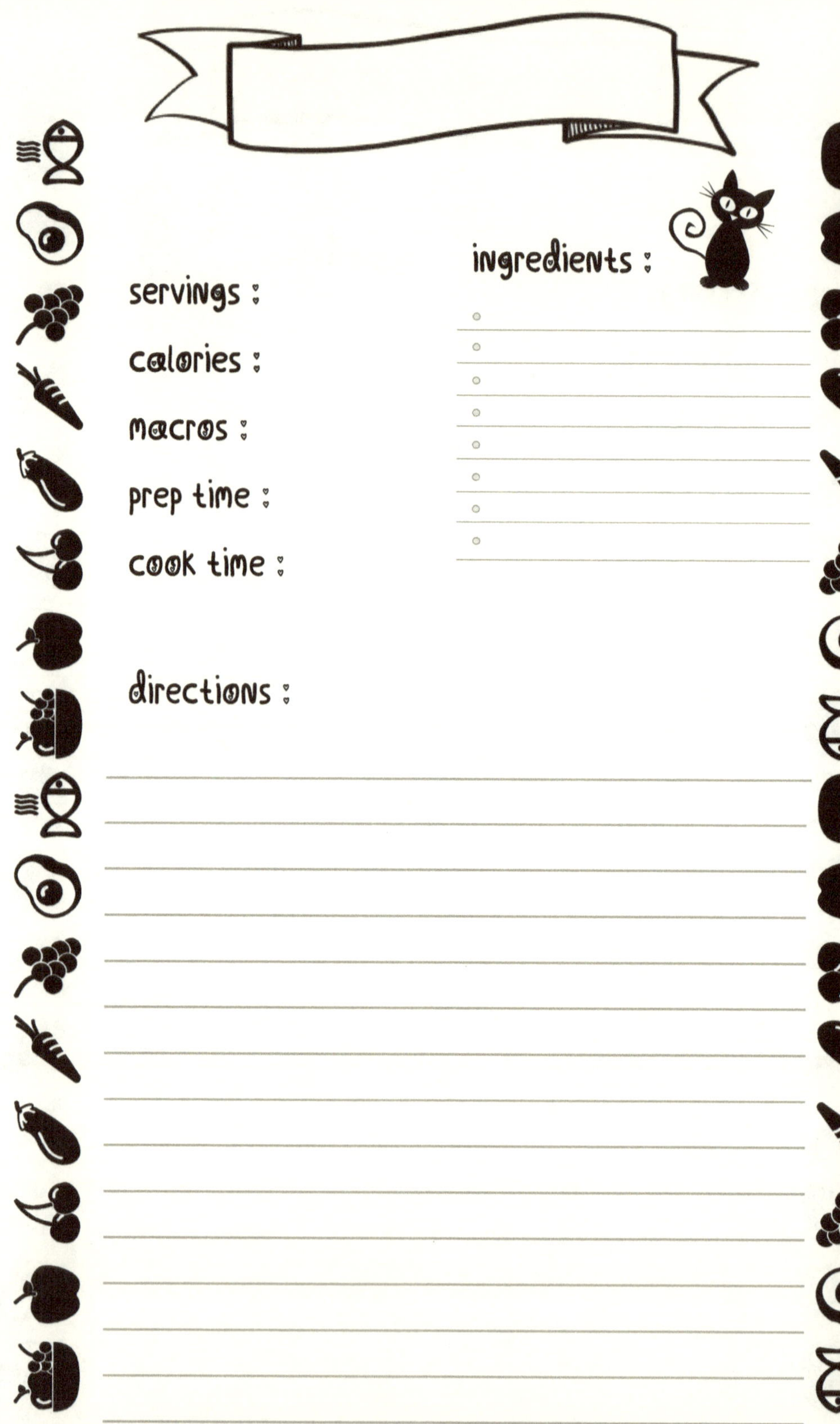

servings :

calories :

macros :

prep time :

cook time :

ingredients :

directions :

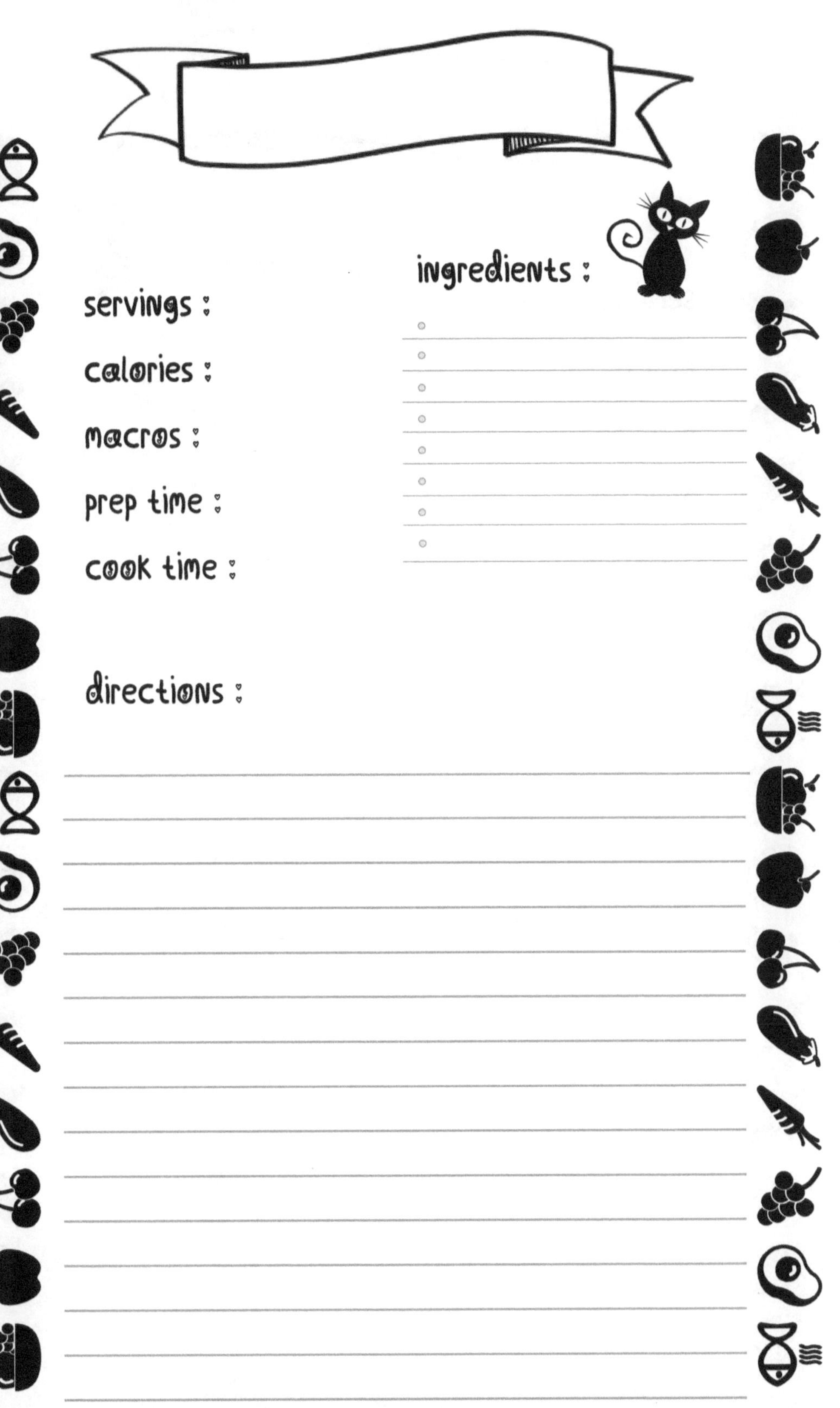

ingredients :
servings :
calories :
macros :
prep time :
cook time :
directions :

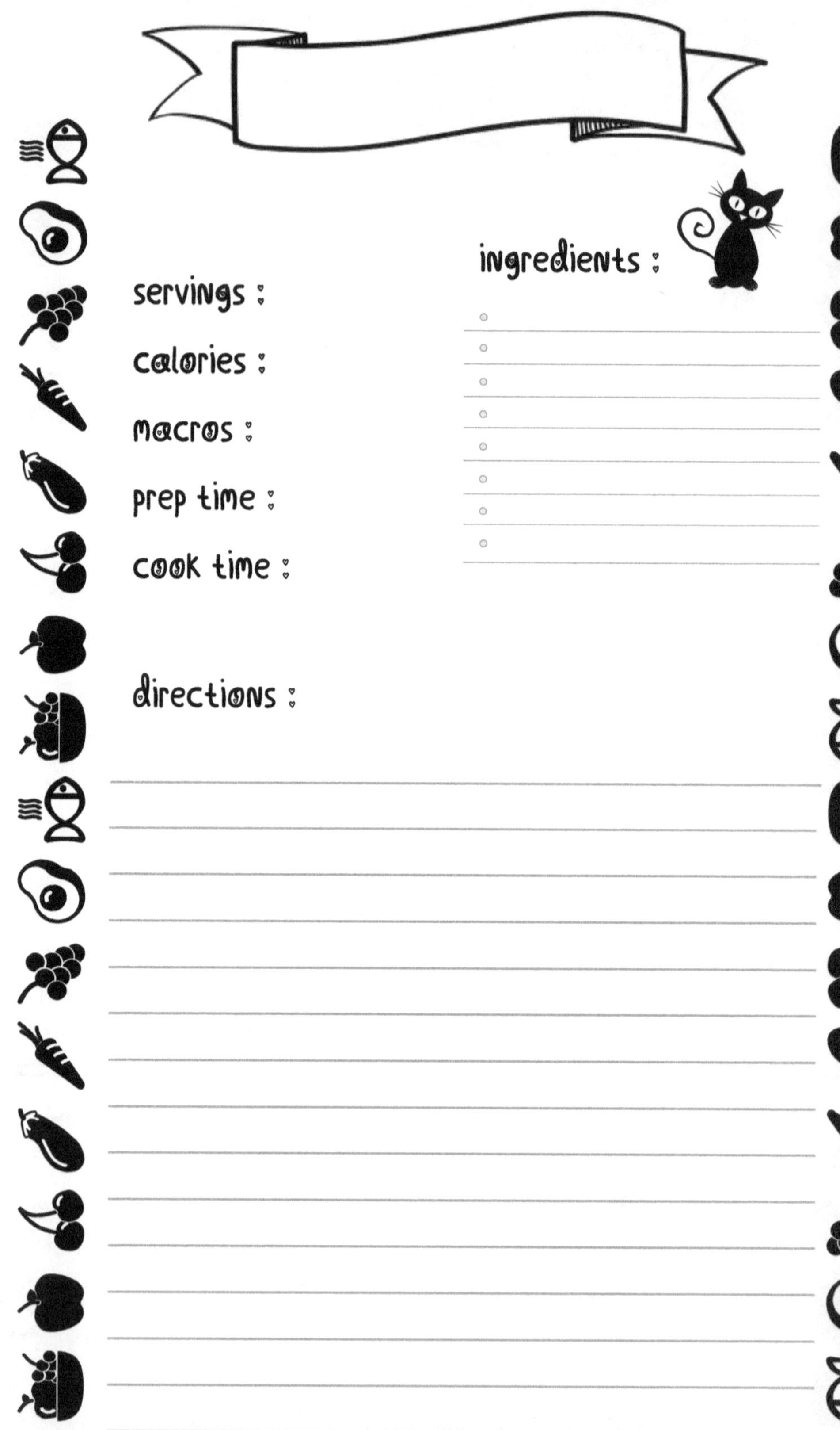

servings :

calories :

macros :

prep time :

cook time :

ingredients :

directions :

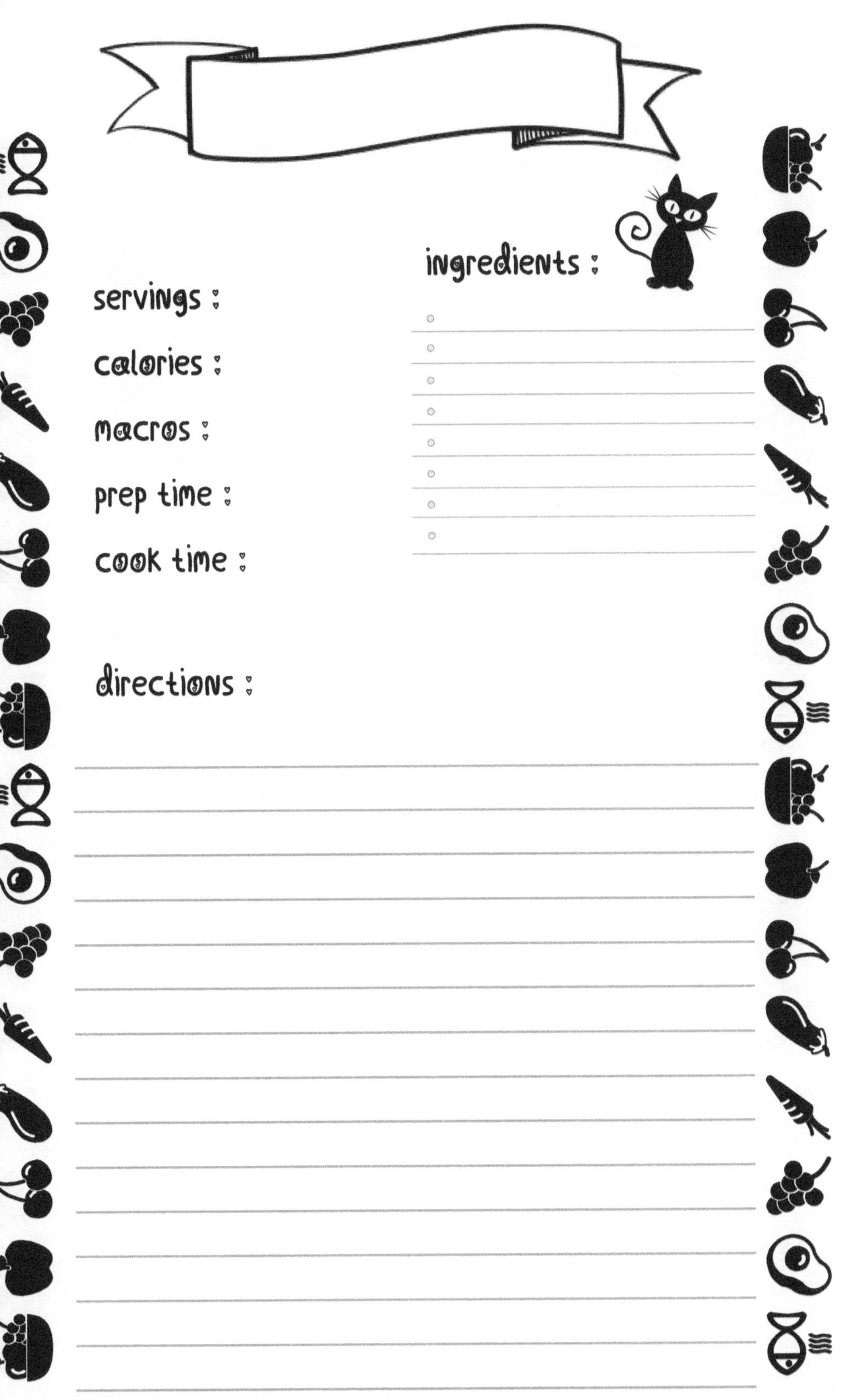

servings :
calories :
macros :
prep time :
cook time :
directions :
ingredients :

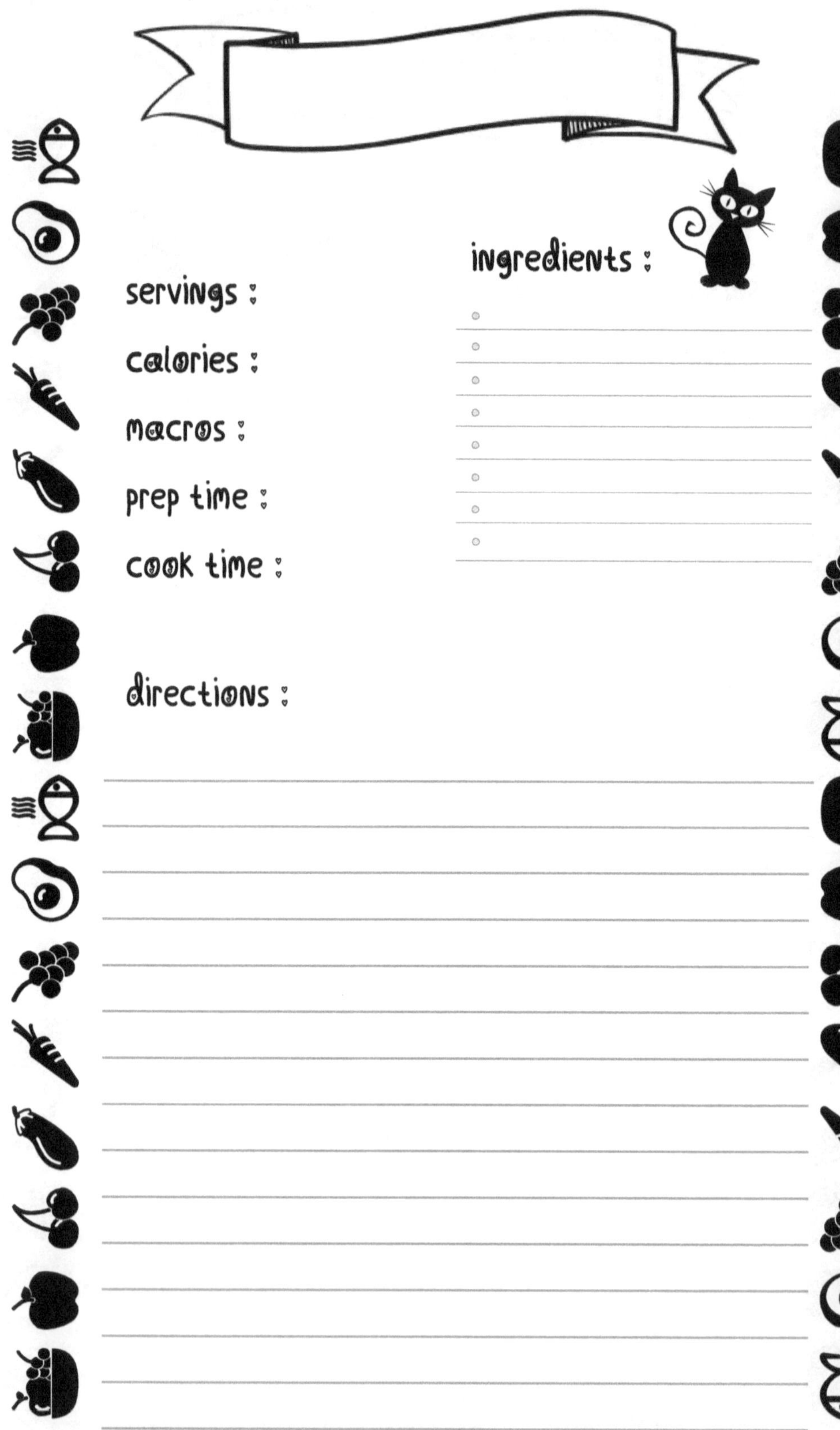

servings :

calories :

macros :

prep time :

cook time :

ingredients :

directions :

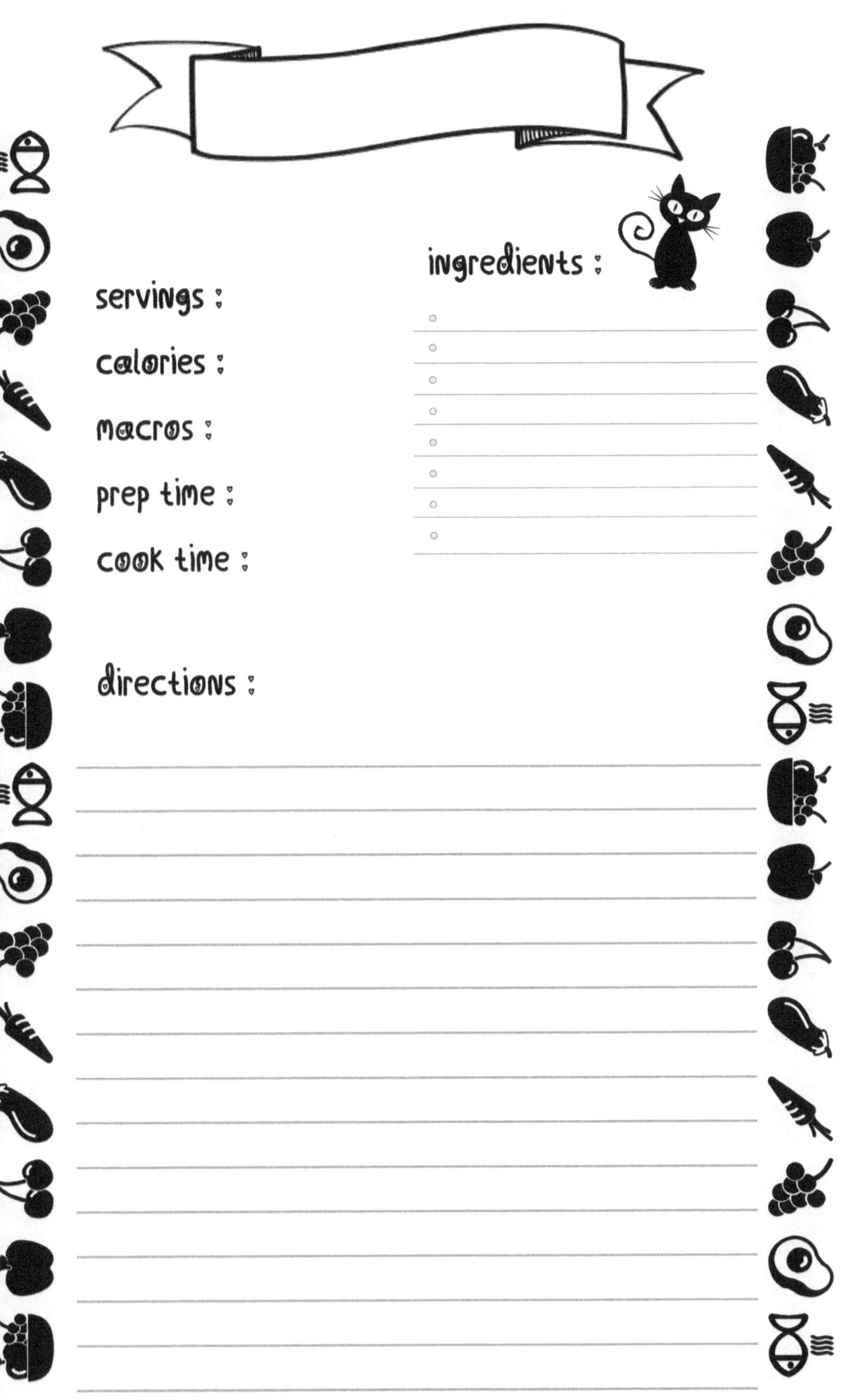

servings :

calories :

macros :

prep time :

cook time :

ingredients :

directions :

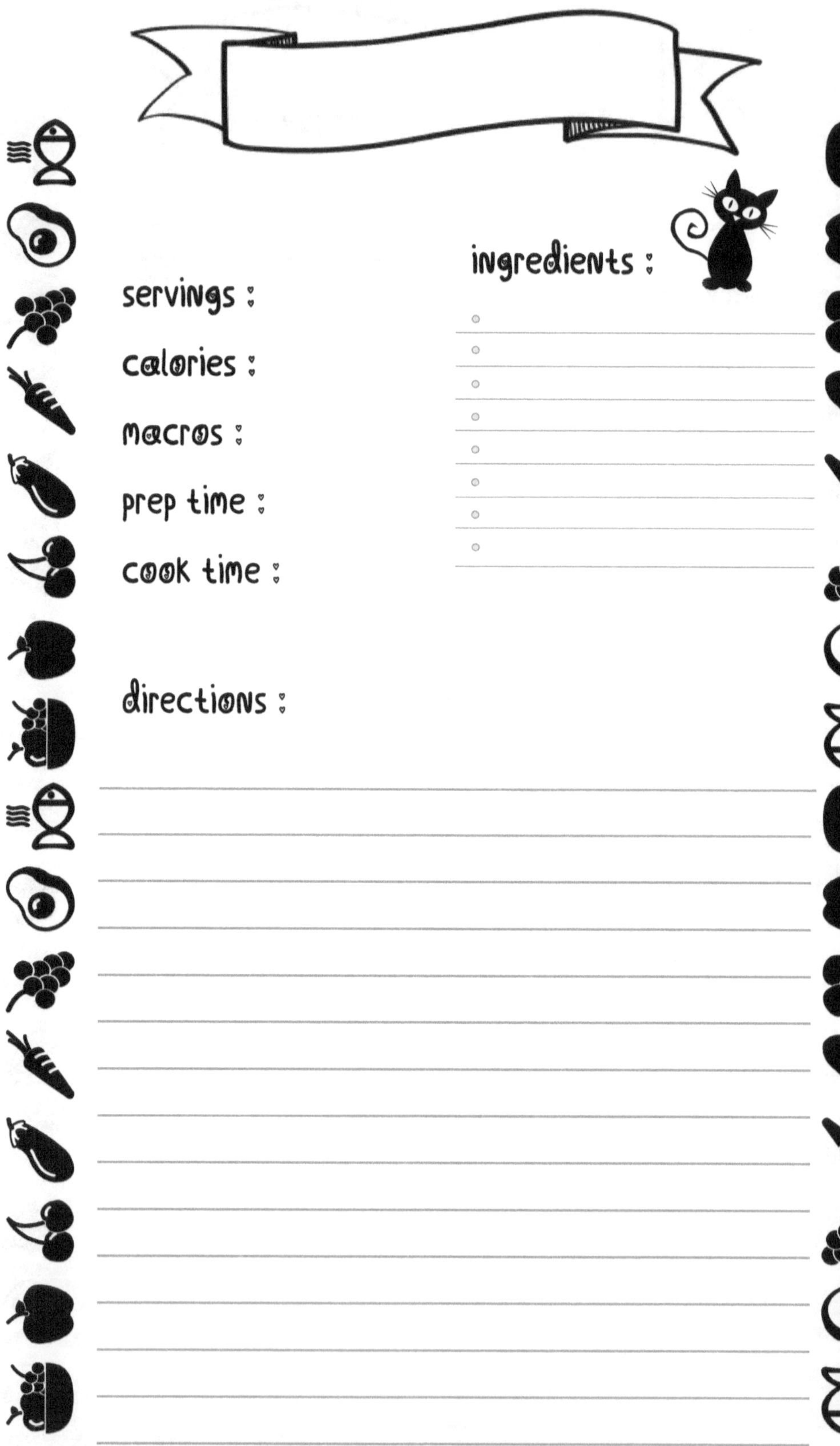

servings :

calories :

macros :

prep time :

cook time :

ingredients :

directions :

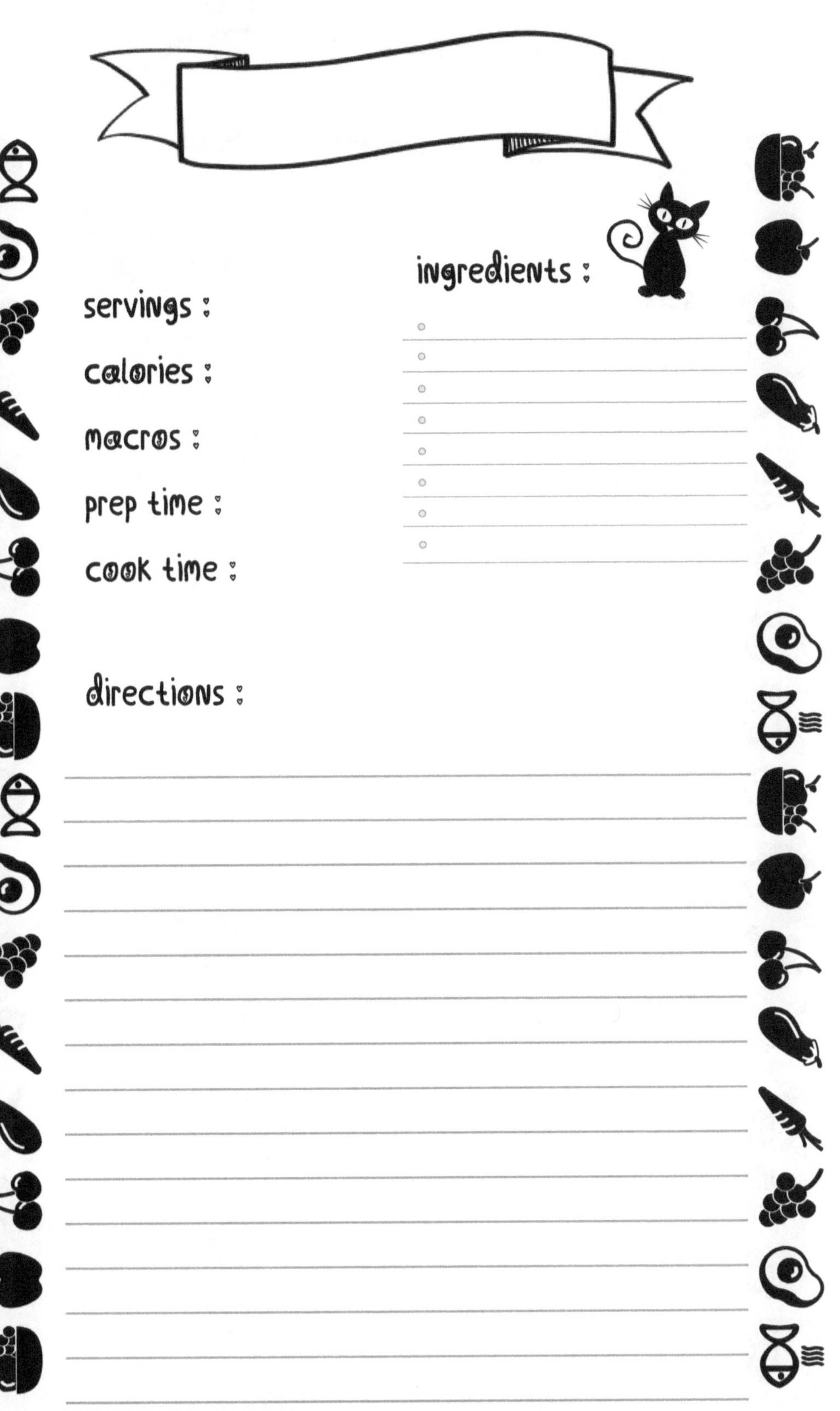

ingredients :
servings :
calories :
macros :
prep time :
cook time :
directions :

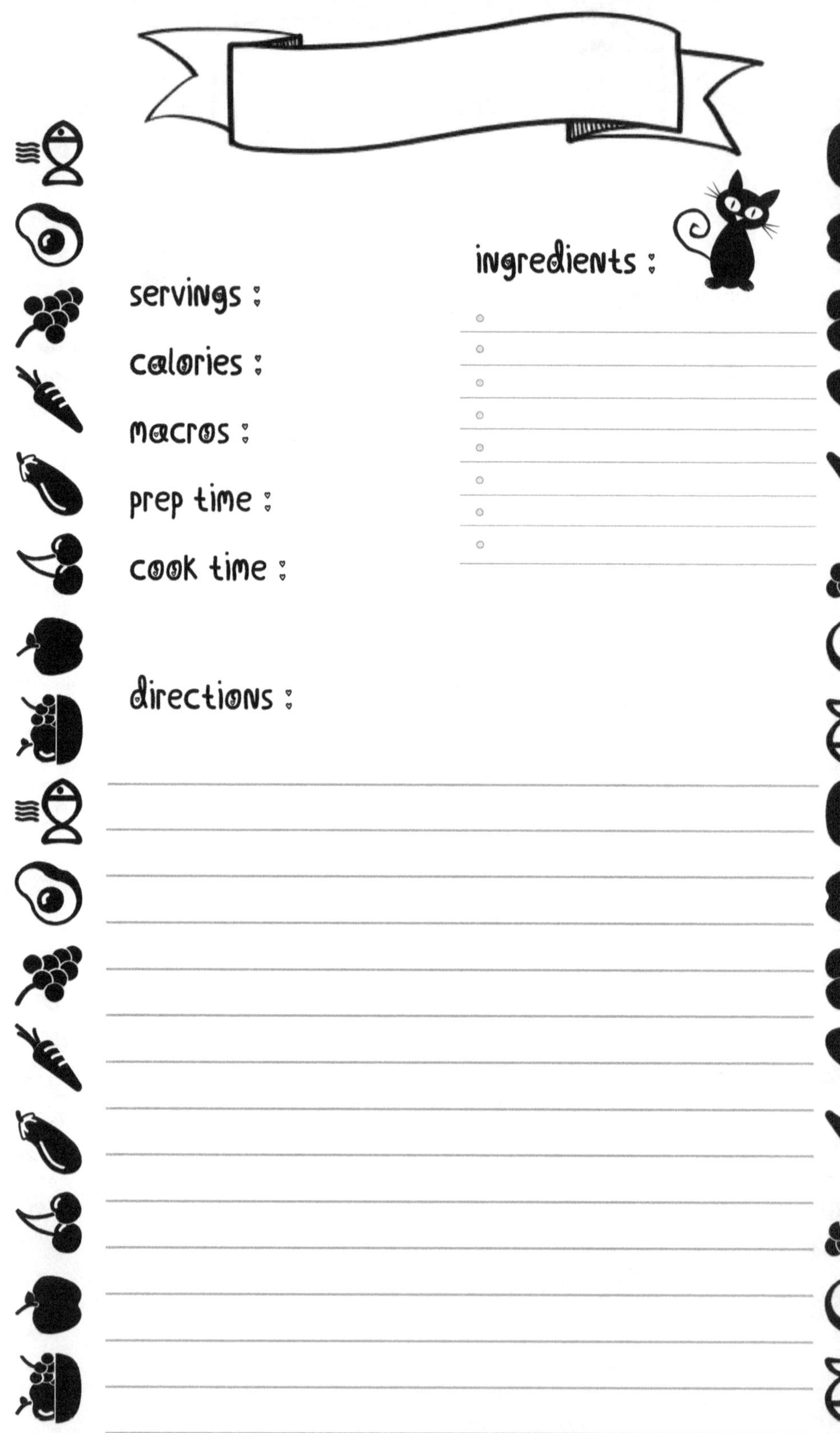

servings :
calories :
macros :
prep time :
cook time :
directions :
ingredients :

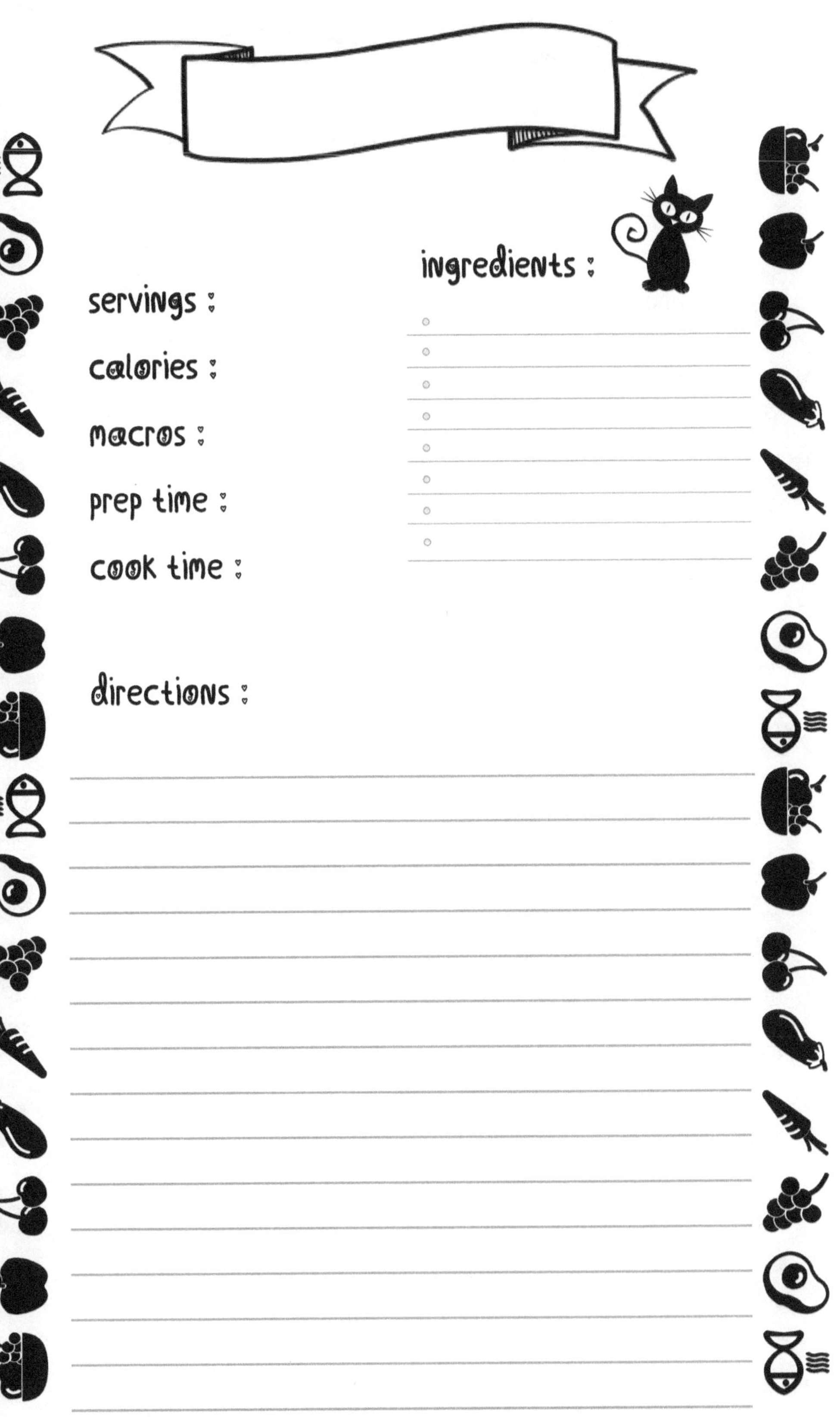

ingredients :
servings :
calories :
macros :
prep time :
cook time :
directions :

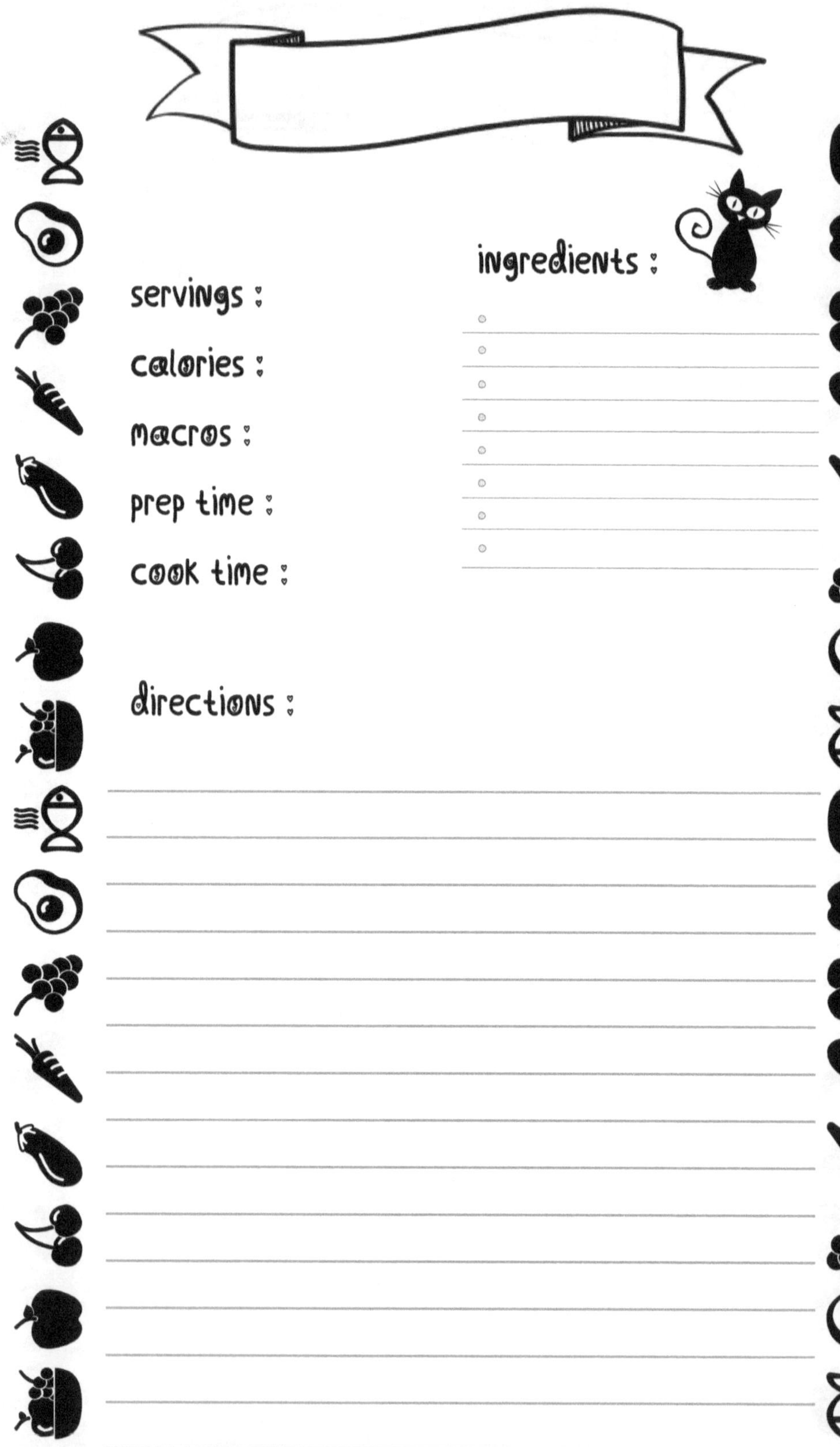

servings :

calories :

macros :

prep time :

cook time :

ingredients :

directions :

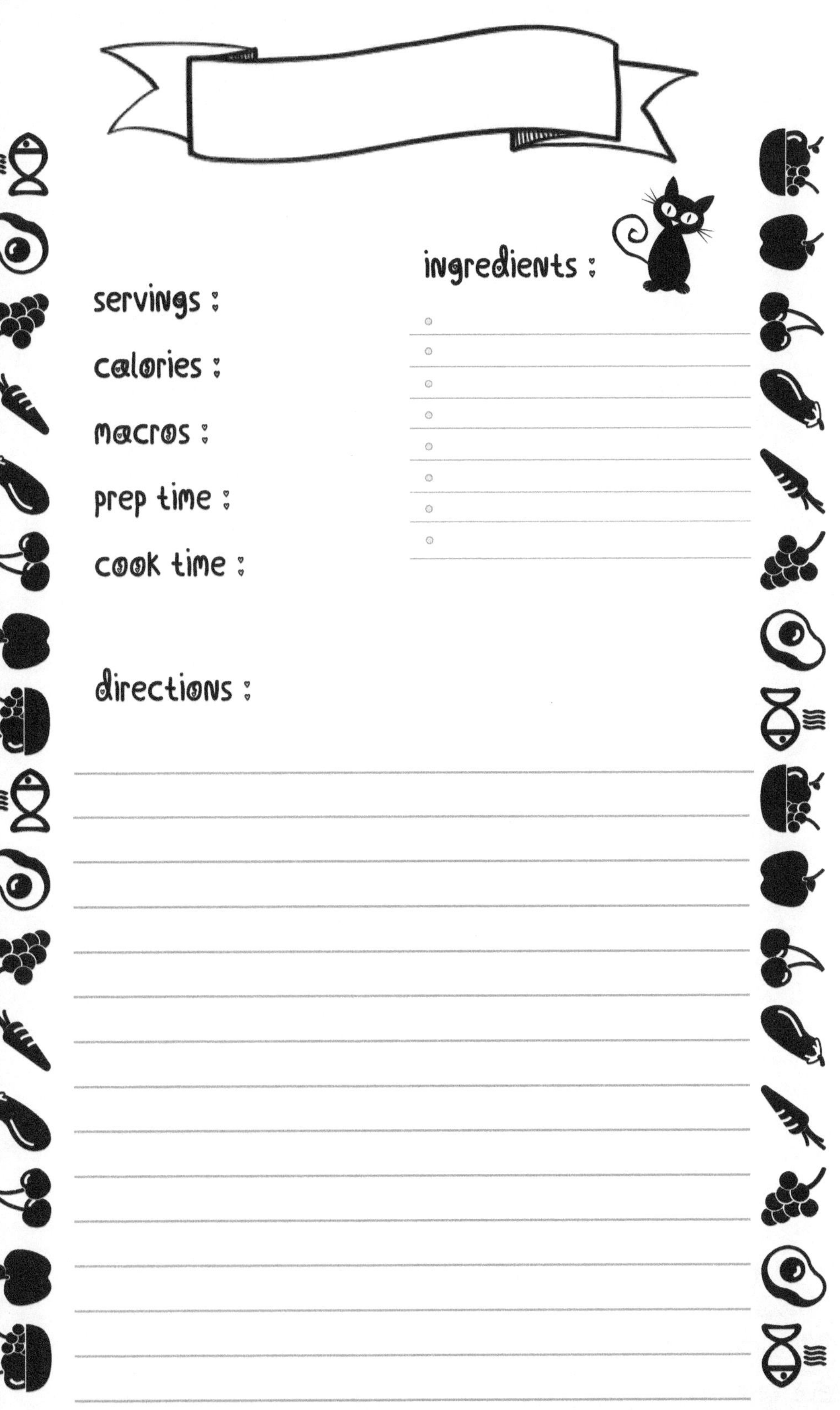

servings :

calories :

macros :

prep time :

cook time :

ingredients :

○
○
○
○
○
○
○
○

directions :

www.ingramcontent.com/pod-product-compliance
Lightning Source LLC
Chambersburg PA
CBHW051227250726
48655CB00006B/2647